VOTRE ALIMENTATION AVEC ALISS

Des idées pour bien manger pendant sa grossesse

VOTRE ALIMENTATION AVEC ALISS

Des idées pour bien manger
pendant sa grossesse

EDITIONS
les Sportives

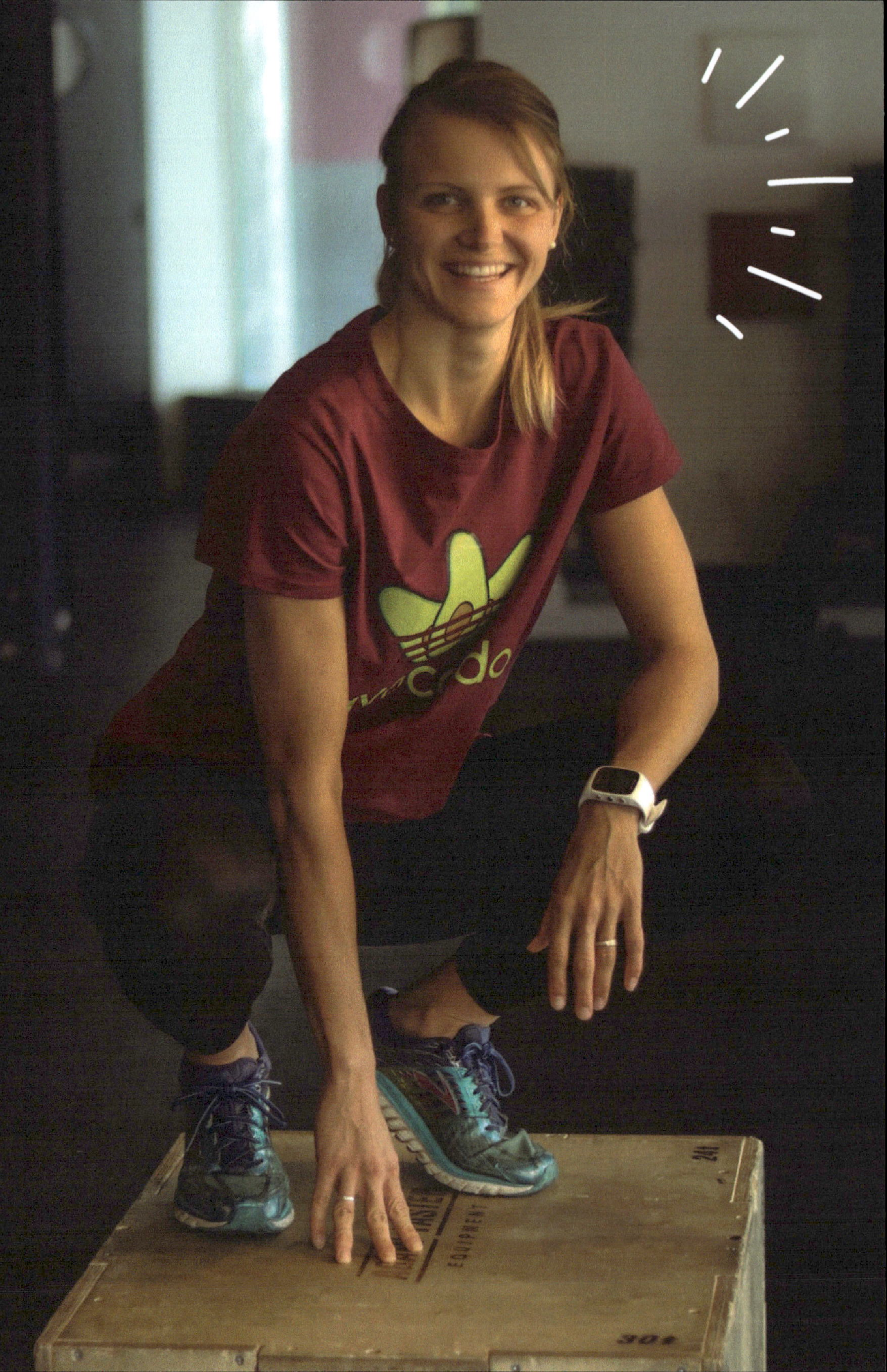
cado
EQUIPMENT

Alice Lévêque

QUI SUIS-JE ?

Handballeuse professionnelle pendant plus de 10 ans, je suis aujourd'hui une jeune maman épanouie de deux magnifiques filles. Kinésithérapeute diplômée depuis 10 ans, j'accompagne les salariés d'entreprise dans la lutte contre les troubles musculo squelettiques et dans l'amélioration de leur qualité de vie au travail. Je suis aussi diététicienne-nutritionniste auprès des sportif.ve.s du CREPS de Bourgogne-Franche-Comté, ainsi j'accompagne de nombreuses disciplines différentes comme le handball, le cyclisme, le VTT, le judo ou encore le triathlon. Spécialisée en micronutrition, je conseille les patients pour changer leurs habitudes alimentaires dans le but d'améliorer leur santé. J'ai donc pu accompagner de nombreuses femmes durant leur grossesse afin de les aider dans leurs choix alimentaires ainsi que sur la prise de suppléments.

PRÉ REQUIS ?

Les renseignements contenus dans ce livre sont donnés à titre informatif et ne sont pas destinés à remplacer un avis médical ou les conseils d'un professionnel de santé qualifié.
En ce sens, l'autrice et la maison d'édition déclinent toute responsabilité en cas d'évènement dommageable pouvant être lié à l'utilisation des informations contenues dans ce livre.

SOMMAIRE

PARTAGE D'EXPÉRIENCES

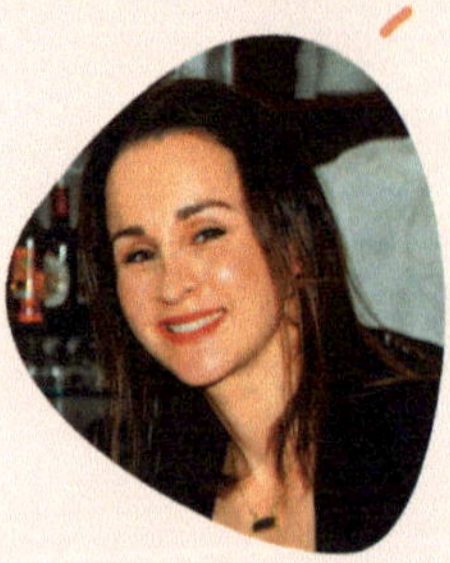

Alice, maman de 2 enfants, ancienne sportive professionnelle, kinésithérapeute, passionnée de course à pied et de yoga.

Je crois savoir que tu as fait des changements dans ton alimentation, peux-tu nous en dire plus ?

Nous essayons depuis quelques temps de mieux manger pour préserver notre santé et donner de bonnes habitudes à nos fils. Nous avons diminué notre consommation de viande rouge, notamment le soir. Nous essayons de consommer des produits céréaliers complets possédant un index glycémique bas. Nous avons aussi fait le choix de ne plus manger de poisson pour des raisons environnementales et nous achetons uniquement des fruits et légumes d'origine biologique.

Alice, comment prépares-tu tes repas quotidiens avec ton emploi du temps chargé ?

C'est difficile pour moi d'anticiper mes repas, je rentre tard le soir et n'ai pas toujours le courage de cuisiner. Et le week-end, quand j'ai du temps, en général, je le dédie aux loisirs avec ma famille et mes amis. Heureusement, j'ai un compagnon qui m'aide dans la préparation des menus. Nous cuisinons ensemble le soir et nous essayons de toujours en faire un peu plus pour que je puisse emporter mon repas le lendemain au cabinet.

Depuis que nous faisons cela, je me sens vraiment plus en forme au travail et pendant ma pratique sportive.

Peux-tu nous raconter comment tu as vécu ta première grossesse ?

Eh bien, lorsque j'ai découvert que j'avais du diabète gestationnel, j'ai suivi les conseils d'Alice qui m'ont permis de me sentir un peu plus rassurée sur les aliments que je pouvais manger et les incidences que cela pouvait avoir sur ma santé et surtout celle de mon bébé.

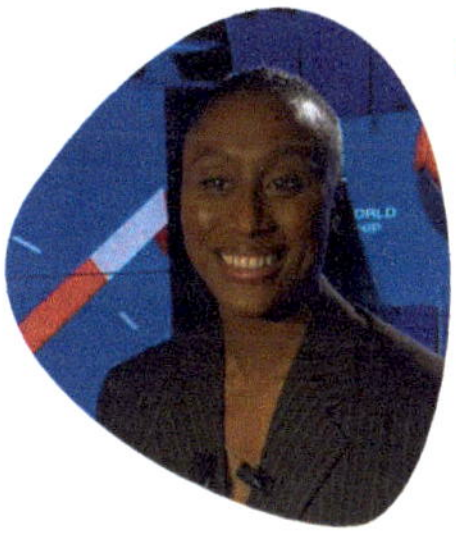

Siraba, ancienne handballeuse professionnelle, championne du monde, d'Europe et vice-championne olympique, est une jeune maman de jumeaux et une cheffe d'entreprise accomplie.

Peux-tu nous dire pour quelles raisons tu as changé ton alimentation pendant ta grossesse ?

J'avais envie d'apporter le meilleur à mes enfants pour qu'ils se développent bien mais aussi maîtriser ma prise de poids et je savais que pour cela je devais bien m'alimenter. En plus de cela j'avais pour objectif de revenir rapidement sur les terrains et retrouver mon niveau.

Qu'est-ce que cela t'a apporté dans ton quotidien de maman et de sportive ?

Un bien-être général ! À mon sens, on sous-estime aujourd'hui les bienfaits d'une bonne alimentation sur notre santé et nos performances sportives. On peut très bien faire un bon match en mangeant mal une journée. En revanche, réitérer des performances et conserver cette régularité toute une carrière en mangeant mal, c'est impossible !

Penses-tu que cela ait eu un impact sur ton retour rapide sur les terrains ?

Oui complètement ! Manger sainement et équilibré m'a permis de ne pas prendre trop de poids au cours de ma grossesse et de perdre rapidement les kilos que j'avais pris. À tel point que j'ai pu reprendre l'activité physique (vélo, rameur, etc.) un mois après avoir accouché de mes jumeaux.

Penses-tu que cela ait eu un impact sur tes enfants ?

Mes enfants sont en pleines forme et en pleine santé alors je pense que cela a vraiment entraîné des conséquences positives sur eux.

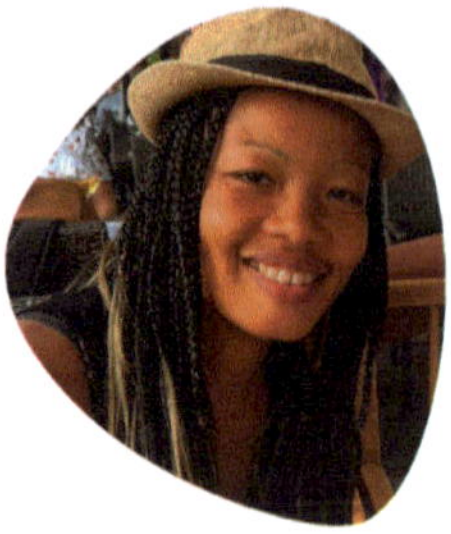

Myriame, championne du monde de handball en 2003, responsable du Pôle Espoirs féminin en Bourgogne-Franche-Comté depuis 11 ans, maman de 2 filles.

Tu as connu des épisodes s'apparentant à des hypoglycémies tout au long de ta seconde grossesse, comment as-tu adapté tes apports alimentaires ?

J'ai été très surprise de subir ces moments de faiblesse, de vivre de telles défaillances physiques alors qu'en tant qu'ancienne handballeuse professionnelle je n'avais jamais vécu cette sensation d'être à deux doigts de m'évanouir.

J'ai dû suivre à la lettre les conseils d'Alice, car très sincèrement mes petits déjeuners étaient un peu « anarchiques ». Tout d'abord, il a fallu bannir le sucré, comme les céréales qui étaient devenues la solution de facilité ou encore les tartines de confiture par gourmandise, pour ne garder que le salé (œuf dur le plus souvent, accompagné de blanc de poulet sur des tartines beurrées).

Puis Alice m'a conseillée de manger le plus tôt possible le matin, ce qui n'a pas été une mince affaire. Je n'avais vraiment pas faim à 7 h au réveil de ma première fille et même plus tard dans la matinée, après l'avoir déposée à l'école, je n'avais pas d'appétit. Mais il était évident qu'à chaque fois que j'ai pu prendre un petit déjeuner tôt je n'ai pas eu de symptômes d'hypoglycémies.

Je conseille vraiment de ne pas négliger l'horaire et la qualité du petit déjeuner car celui-ci est décisif pour le reste de la journée.

As-tu l'impression que les changements réalisés ont été bénéfiques sur ta grossesse ?

Oh oui alors !

Je suis une « viandarde », j'en consommais à chaque repas. Je l'ai bannie le soir, ce qui me permet de mieux dormir, sans parler de l'impact écologique...

Je n'aime pas les pâtes à tartiner industrielles, les sauces comme la mayonnaise, les plats transformés ou encore les fast-foods, cela n'était donc pas un problème pour moi de ne pas consommer ces produits de faible qualité nutritionnelle. J'ai vraiment mangé équilibré tout au long de ma grossesse en variant les apports. Je raffole de la patate douce alors je ne m'en privais pas, ainsi que du quinoa ou encore du petit épeautre pour accompagner mes légumes.

Mes racines africaines m'ont forcément fait cuisiner des aliments typiques comme le manioc, le taro, ou encore le fruit à pin (tubercules tropicaux) frits dans l'huile, accompagnés d'une galette typique de chez moi appelée couscouma.

En clair, je mangeais sainement mais je ne me privais pas de choses que j'aimais à condition d'être raisonnable, car je ne suis pas sûre que la friture tous les jours soit très adaptée.

Penses-tu que ton alimentation a permis de mieux réguler ton poids ?

J'ai pris peu de poids durant mes deux grossesses (9 et 8 kg respectivement) et je n'ai pas fait de rétention d'eau, ce qui était plutôt confortable. Je ne cherchais pas vraiment à réguler mon poids puisque cela pouvait laisser penser qu'il y avait un problème et que je devais faire particulièrement attention. Ce qui m'a toutefois interpellée c'est que j'avais très faim durant mon dernier trimestre de grossesse, ainsi j'ai intégré des collations copieuses (fruits, oléagineux et parfois produits laitiers). Ma façon de manger a clairement été bénéfique pour mon corps et ma tête, mon poids a été stable et la santé de mes filles est bonne, c'est tout ce qui compte aujourd'hui.

Je remercie Alice pour tous ces précieux conseils.

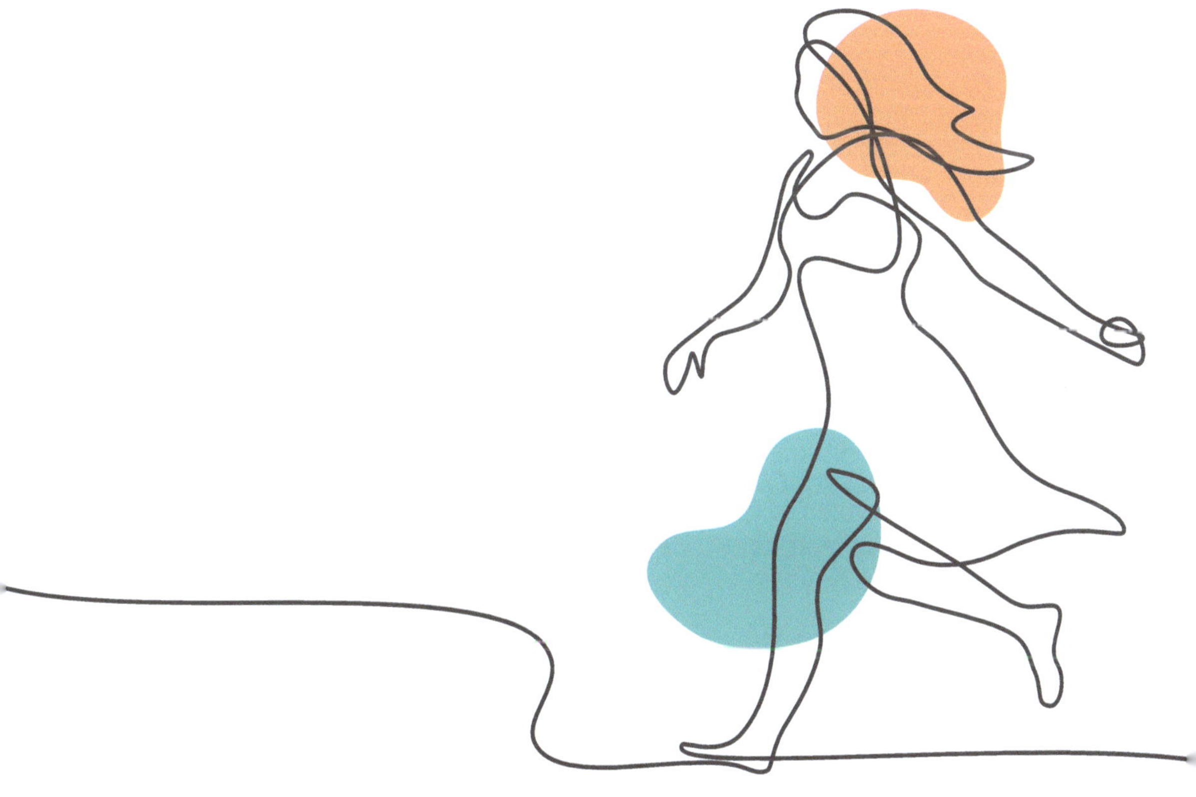

LA GROSSESSE, UNE EXPÉRIENCE UNIQUE

La grossesse est une période durant laquelle se produisent de nombreuses transformations pour votre corps, tant sur le plan physique qu'émotionnel. Ces nombreux changements font partie du processus naturel pour vous permettre d'assurer le développement et la croissance de votre futur enfant. L'expérience de la grossesse est unique pour chacune d'entre vous, et vous ne connaîtrez pas toutes les mêmes changements c'est pour cela qu'il est important d'individualiser au maximum le suivi.

Changements cardiovasculaires : votre rythme cardiaque et votre volume sanguin augmentent afin de fournir suffisamment d'oxygène et de nutriments à vous et votre bébé. Cela peut parfois entraîner des symptômes tels que l'essoufflement et les palpitations.

Changements au niveau des seins : vos seins deviendront probablement plus gros, plus sensibles et leur couleur pourra s'assombrir au fur et à mesure qu'ils se préparent à l'allaitement.

Hypertrophie de l'utérus : au fur et à mesure que votre bébé grandit, votre utérus se dilate et augmente de volume. Cela peut entraîner une gêne physique et des inconforts digestifs.

Changements digestifs : vous pouvez ressentir des nausées et des vomissements notamment au 1er trimestre et votre appétit peut être altéré.

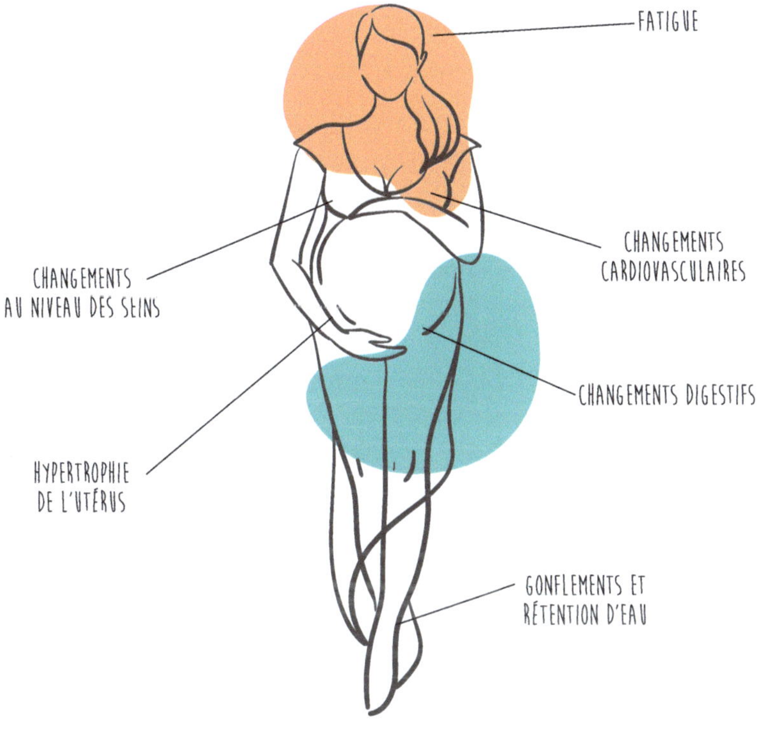

Au cours des 2e et 3e trimestre vous pouvez souffrir de brûlures d'estomac dues à une augmentation des sécrétions acides parfois accompagnées de constipation.

Gonflements et rétention d'eau : le gonflement des mains, des pieds et des chevilles est fréquent en raison de la rétention d'eau et peut s'accentuer au fur et à mesure de votre grossesse. Il sera important de surveiller votre hydratation et votre consommation de sel.

Fatigue : la grossesse peut être physiquement épuisante et la fatigue est fréquente. Il est essentiel de suffisamment vous reposer et de prendre soin de vous.

PRISE DE POIDS PENDANT LA GROSSESSE

La prise de poids est un élément normal de la grossesse et n'est pas seulement celui de votre futur bébé, qui représente environ 25 % de votre prise de poids total (soit en moyenne 3 à 4 kg), ce poids correspond également :

- au poids du placenta (450 g)
- au poids du liquide amniotique (900 ml)
- à l'augmentation du volume sanguin (1,8l)
- aux tissus mammaires et utérins qui se développent (1,4 kg)
- aux réserves de graisses supplémentaires (2,7 à 3,6 kg)

À noter que ces réserves débutent surtout à partir de la 20e semaine et augmentent de manière linéaire jusqu'à la 30e environ, puis de façon exponentielle jusqu'au terme.

Surveiller votre poids tout au long de votre grossesse est important pour votre santé et celle de votre bébé, car une prise de poids excessive pendant, mais aussi avant la grossesse, peut augmenter les risques de diabète gestationnel, d'hypertension artérielle, de fatigue ou encore de petit poids de naissance de votre bébé.

LE SAVIEZ-VOUS ? LE « COÛT ÉNERGÉTIQUE » D'UNE GROSSESSE EST ESTIMÉ À ENVIRON 80 000 KCAL. CETTE ÉNERGIE IMPORTANTE VOUS PERMET DE RÉPONDRE À L'AUGMENTATION DE VOTRE MÉTABOLISME DE BASE, À SAVOIR VOTRE DÉPENSE ÉNERGÉTIQUE AU REPOS, MAIS AUSSI DE METTRE EN RÉSERVE LES GRAISSES NÉCESSAIRES À VOTRE GROSSESSE ET AU DÉVELOPPEMENT DE VOTRE FUTUR BÉBÉ.

À l'inverse, il est fondamental d'assurer un apport énergétique quotidien minimal d'environ 1500 kcal/ jour afin d'éviter un risque de retard de croissance intra-utérin, de faible poids de naissance ou encore d'accouchement prématuré. De ce fait, évitez les régimes extrêmes, la grossesse n'est pas une période propice aux régimes ou aux efforts de perte de poids.

Votre corps a besoin de calories et de nutriments supplémentaires pour assurer la croissance de votre bébé.

Il est donc essentiel d'aborder la prise de poids pendant la grossesse d'une manière saine et adaptée à votre situation personnelle.

Pour une femme de poids normal, la prise de poids considérée comme « idéale » est d'environ 12 kg. Elle est de 3 à 4 kg supplémentaires pour les grossesses gémellaires.

Les recommandations de prise de poids dépendent de votre poids initial. Plus vous êtes mince, plus la prise de poids mérite d'être importante afin de bénéficier de l'énergie et des nutriments nécessaires au développement harmonieux des nouveaux tissus et de votre bébé.

La référence est établie à partir de l'indice de masse corporelle (pour rappel, IMC = poids (kg) / (taille x taille) (m)) :

- IMC‹ 17,5 : prise de poids de 21 kg +/- 2 kg
- IMC‹ 19,8 : prise de poids de 12,5 à 18 kg
- 19,8 ‹IMC‹ 26 : prise de poids de 11,5 à 16 kg
- 26 ‹IMC‹ 29 : prise de poids de 7 à 11,5 kg
- IMC›2 9 : prise de poids de 5 à 9 kg
- IMC› 35 : prise de poids de 0 à 4 kg

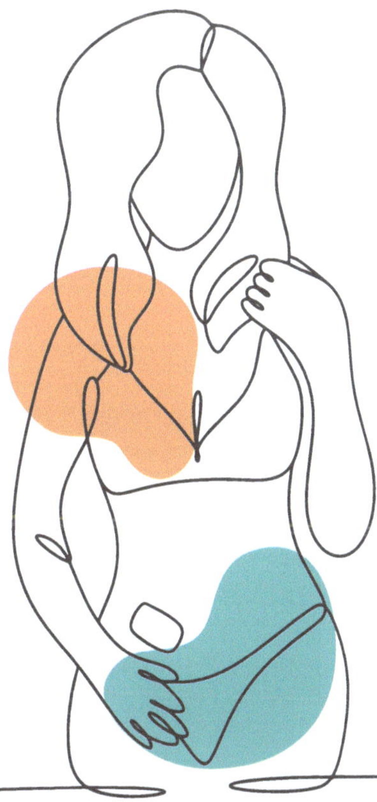

LES RÈGLES D'OR DE LA NUTRITION PENDANT LA GROSSESSE

Limitez votre consommation de sucre

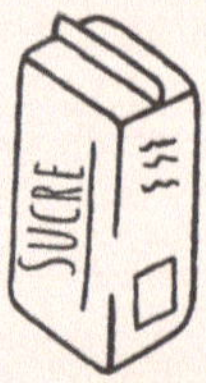

- **Limitez au maximum le sucre que vous allez ajouter** dans votre café, thé ou encore infusion.
- **Limitez votre consommation d'aliments sucrés** comme les gâteaux, les bonbons mais aussi les céréales de faible qualité nutritionnelle comme les céréales du petit déjeuner.
- **Remplacez** le chocolat au lait ou le chocolat blanc par du chocolat noir (70 % de cacao minimum).
- **Supprimez les sodas** et limitez au maximum les jus de fruits.
- **Remplacez vos pâtes à tartiner industrielles** par de la purée d'amande ou de noisette (voir ma recette page 54).
- **Ayez une attention particulière à la lecture des étiquettes** : choisissez des produits sans sucres ajoutés et faibles en matières grasses saturées.

Favorisez une alimentation riche en oméga-3

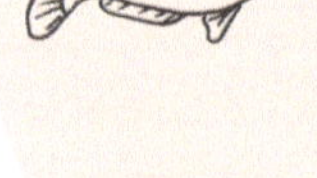

- **Consommez des petits poissons gras** 2 fois par semaine : sardines, maquereaux, anchois, frais ou en conserve (à l'huile d'olive, au citron ou au naturel).
- **Consommez 1 à 2 cuillères à soupe par jour d'huile de qualité** de première pression à froid, d'origine biologique et crue en assaisonnement : huile de colza, de lin, de noix, de cameline.

  Ajoutez-les sur une salade, une portion de légumes, de produits céréaliers complets ou de légumineuses.

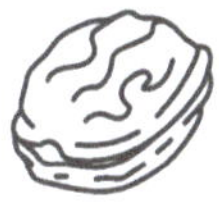

- **Consommez une poignée d'oléagineux** non grillés et non salés par jour : noix, noisettes, amandes, de préférence de provenance européenne.
  Les purées d'oléagineux comme la purée de noisette ou d'amande constituent une bonne alternative pour vos petits déjeuners.

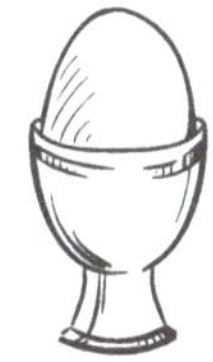

- Agrémentez vos salades de **graines de chia ou de chanvre**.
- **Consommez des œufs** d'origine biologique, idéalement portant le **label Bleu-Blanc-Cœur** car ce sont des œufs de poules nourries aux graines de lin, enrichis en DHA (acides gras essentiels).

BON À SAVOIR : LES OMÉGAS-3 SONT SENSIBLES À LA LUMIÈRE ET À LA CHALEUR. CONSERVEZ VOS HUILES AU FRAIS ET À L'ABRI DE LA LUMIÈRE.

Consommez des aliments à index/charge glycémique basse

- **Consommez des légumineuses et produits céréaliers complets** : lentilles (vertes, corail), pois chiches, fèves, pois cassés, quinoa, sarrasin, riz brun.
- **Consommez des aliments source d'amidon résistant** : pomme de terre cuite à la vapeur et consommée froide en salade, sarrasin ou encore riz consommé froid (voir recette page 108).
- **Privilégiez la consommation de pain à base de levain** : idéalement complet ou au petit épeautre.

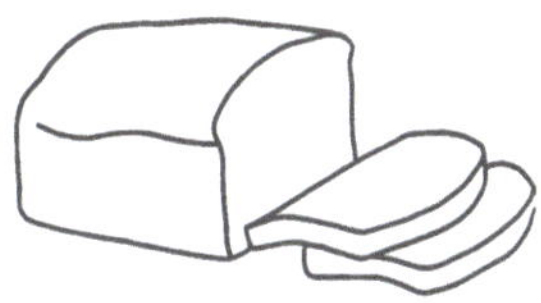

- **Évitez les aliments transformés et ultra transformés** : céréales soufflées du petit déjeuner, galettes de riz ou maïs soufflé, farines blanches raffinées, flocons de pomme de terre.
- **Évitez de consommer des aliments à index/charge glycémique élevée en dehors d'un repas** : bonbons, gâteaux, jus de fruit.

Faites le plein d'antioxydants

En luttant contre le stress oxydatif, les antioxydants composés par la vitamine A, C, E, la quercétine ou encore les flavonoïdes possèdent des propriétés anti-inflammatoires, cardioprotectrices et des effets bénéfiques sur le système immunitaire.

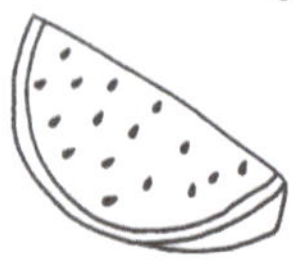

En pratique :

- **Consommez des fruits et légumes frais, de saison et variés** : 3 portions de légumes dont une crue et 2 portions de fruits par jour.
- **Colorez vos assiettes** : du rouge avec des tomates, des poivrons, des fraises, de l'orange avec des patates douces, du potimarron ou encore des agrumes, du vert avec du brocoli ou encore du blanc avec de l'ail. Toutes les couleurs sont bonnes et vous apporteront des antioxydants variés avec des effets complémentaires.
- **Privilégiez une cuisson douce** type vapeur pour préserver au maximum les antioxydants.
- **Cuisinez avec des épices et des aromates :** curcuma, cannelle, romarin, thym, clou de girofle, etc.
- **Consommez une tasse de thé blanc ou vert :** idéalement longuement infusé et bio (80 °C) pour profiter des épicatéchines antioxydantes qu'il renferme.
- **Faites-vous plaisir avec 1 à 2 carrés de chocolat noir** (70 % de cacao minimum) qui renferme des flavonoïdes antioxydants.

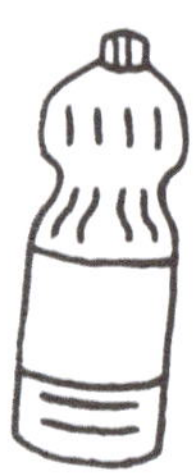

Privilégiez une alimentation de type méditerranéenne

- **Faites la part belle aux produits bruts et aux fruits et légumes frais, de saison.** Ils sont riches en vitamines, minéraux et antioxydants.
- **Cuisinez à l'huile d'olive** en veillant à ne pas trop la chauffer et **utilisez une huile de colza** d'origine biologique

de première pression à froid, crue en assaisonnement (3 à 4 cuillères à soupe par jour sur une portion de légumes).

- **Diminuez votre consommation de sel** : notamment dans les produits riches en sel comme les charcuteries, le fromage, les biscuits apéritifs ou encore le pain. Les épices et les aromates sont de très bonnes alternatives pour remplacer le sel dans vos préparations.
- **Diminuez votre consommation de produits laitiers** et préférez des produits à base de chèvre ou brebis : yaourt de brebis, fromage frais de chèvre.
- **Diminuez et privilégiez une consommation de protéines animales de qualité** : 1 à 2 portions par jour en intégrant 1 portion au petit déjeuner comme des œufs d'origine biologique (issus de la filière Bleu-Blanc-Cœur), de la volaille fermière ou des petits poissons gras au déjeuner.

BON À SAVOIR : AU-DELÀ DE SES BIENFAITS SUR LES RISQUES CARDIOVASCULAIRES, LE RÉGIME MÉDITERRANÉEN A MONTRÉ DES EFFETS POSITIFS SUR LA DIMINUTION DU RISQUE DE DIABÈTE GESTATIONNEL (POUR EN SAVOIR PLUS SUR LE DIABÈTE GESTATIONNEL, RENDEZ-VOUS PAGE 24)

Mangez fermenté

Si dans certains pays la lactofermentation est un très bon moyen de conservation des aliments, ce procédé contribue également à la diversité et à la bonne santé de votre microbiote intestinal car ils sont riches en probiotiques (voir page 125). Outre leurs bienfaits sur votre santé intestinale, les aliments lactofermentés facilitent la digestion et augmentent la biodisponibilité en vitamines et minéraux essentiels, comme le fer, grâce à la présence d'acide lactique.

- **Consommez des légumes lactofermentés** : vous les retrouverez dans les magasins bio sous forme de bocaux, ou mieux encore vous pouvez les concevoir vous-même. L'avantage est que vous n'avez pas besoin de beaucoup de matériel : bocal en verre, légumes, sel et eau ; il existe de nombreuses recettes sur internet.

Les légumes les plus utilisés sont les carottes, les choux et la betterave. Vous pouvez les consommer en entrée sous forme de salade accompagnés d'une vinaigrette à base d'huile de colza.

- **Goûtez aux bienfaits du kéfir et du kombucha** : ce sont toutes deux des boissons fermentées contenant des probiotiques. Contenant très peu de sucres, elles représentent une très bonne alternative aux boissons sucrées.
- **Remplacez votre pain blanc par du pain à base de levain** : issu d'un procédé de fermentation, le levain est utilisé à la place de la levure. Le pain à base de levain est donc riche en bonnes bactéries.

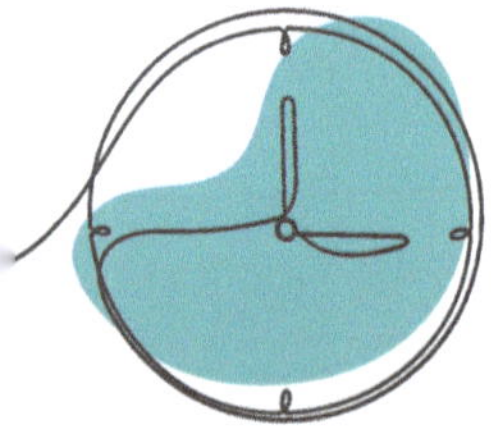

Adoptez la chronobiologie nutritionnelle au cours de votre journée

Notre rythme est sous l'influence de neurotransmetteurs qui sont sécrétés à différents moments de la journée pour favoriser :

- en début de journée : l'état d'éveil, de forme, de motivation avec les catécholamines (dopamine et noradrénaline).
- en fin de journée : l'endormissement puis le sommeil profond avec les indolamines (sérotonine et mélatonine).

Les précurseurs de ces neurotransmetteurs se trouvent dans notre alimentation, notamment dans certains acides aminés comme la tyrosine ou encore le tryptophane. En ce sens, pour respecter votre chronobiologie nutritionnelle, je vous conseille de :

- **Favoriser la consommation d'aliments riches en protéines** au cours de votre **petit déjeuner** : des œufs, du jambon sans sel nitrité, du fromage, des oléagineux.
- **Diminuer la consommation d'aliments insulino sécréteurs au petit déjeuner** comme les céréales soufflées, les pâtes à tartiner industrielles, les jus de fruits ou encore les biscottes ou le pain blanc.

- **Respecter le même principe au cours de votre déjeuner** avec une portion de protéine de qualité comme des poissons gras, des crustacés ou encore de la volaille fermière, accompagnée de légumes cuits et d'une petite portion de glucides à index glycémique bas.

L'INFO NUTRITION D'Aliss

IL N'EST PAS NÉCESSAIRE DE CONSOMMER DES PROTÉINES ANIMALES À TOUS LES REPAS. POUR CELA, LE SOIR, VOUS POUVEZ DONC CONSOMMEZ DES ALIMENTS RICHES EN PROTÉINES VÉGÉTALES COMME DES LÉGUMINEUSES ASSOCIÉES À DES PRODUITS CÉRÉALIERS COMPLETS COMME PAR EXEMPLE UN PLAT ASSOCIANT DU RIZ ET DES LENTILLES (VOIR RECETTE DHAL DE LENTILLES CORAIL À LA PAGE 86).

- **Consommer une collation vers 16 h/17 h** à base de fruit, d'oléagineux ou de carré de chocolat noir.
- **Privilégier un dîner à base de végétaux** avec des produits céréaliers complets comme du quinoa, du sarrasin, du riz brun, des légumineuses comme des lentilles, des haricots secs et des légumes.

Apprenez à lire les étiquettes

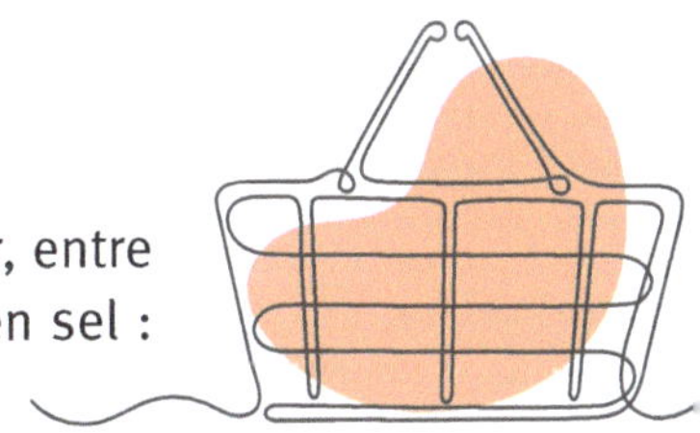

Faire les courses devient aujourd'hui un réel cauchemar, entre le bio, le local, le nutriscore, le sans sucres, le réduit en sel : tout le monde s'y perd.

Et même si certaines applications vous offrent des solutions pour vous orienter dans vos choix, il est possible, avec un peu de bon sens, de miser sur la qualité d'un produit et tout cela sans se ruiner, mais cela demande un peu d'entraînement sur la lecture des étiquettes.

Voici quelques conseils pratiques :

- **Observez d'abord la liste d'ingrédients**, retenez que plus celle-ci est longue et plus votre produit contient d'ingrédients et plus votre produit risque d'être transformé.

- **Attardez-vous sur le tableau des valeurs nutritionnelles** et prêtez une attention particulière à la mention « glucides dont sucres ». En fonction du produit que vous souhaitez acheter, cette valeur doit être la plus basse possible.
  En effet, si vous êtes en train d'acheter une soupe en brique, la mention « dont sucres » doit être la plus proche de 0.
  Bien entendu, si vous êtes en train de choisir une compote ou un paquet de gâteau, il est évident que la teneur en sucre sera plus élevée que celle retrouvée dans une soupe. Dans ce cas, prenez les différentes compotes qui vous intéressent et comparez les mentions « dont sucres », choisissez alors le produit qui en contient le moins. Adoptez la même démarche pour les graisses, choisissez des produits dont la teneur en graisses saturées est la plus basse.
- **Évitez les produits avec la mention « huile végétale partiellement hydrogénée »**. Ce sont des graisses issues de transformations de mauvaises qualités et néfastes à votre santé.
- **Faites la chasse à la mention « sirop de glucose-fructose »,** ce sucre est un sucre transformé possédant des effets néfastes à votre santé en augmentant le risque d'atteinte du foie.
- **Utilisez une ou plusieurs applications pour vous guider dans vos choix :** *SIGA, Yuka, Openfoodfact.*
  Ces applications sont une aide au moment des courses mais ne doivent pas remplacer votre bon sens.

Que penser du NUTRI-SCORE ?

Le Nutri-score est un système d'étiquetage permettant de noter un produit selon sa valeur nutritionnelle (quantité de sucres, de graisses, de sel ou encore de calories). Il est basé sur une échelle graphique de 5 couleurs allant du vert pour les produits dits « équilibrés » au rouge pour les aliments dits « trop gras » ou « trop sucrés ». Et je mets volontairement des « ... » car l'algorithme du Nutri-score se base sur une vision dépassée de la nutrition et entre dans ce qu'on appelle le « réductionnisme alimentaire ». En effet, noter une huile végétale de tournesol et d'olive avec la même lettre au Nutri-score relève presque de l'antinomie !

Outre le fait que celui-ci ne tienne pas compte de la qualité des graisses d'un produit, le Nutri-score n'inclut pas non plus le niveau de transformation d'un produit, l'ajout de potentiels additifs néfastes à la santé, la teneur en vitamines et minéraux ainsi que de l'impact de l'aliment sur la glycémie. On retrouve ainsi des céréales soufflées du petit déjeuner étiquetées avec un Nutri-score B alors que ce type de produit est à éviter au regard de son impact négatif sur la régulation de la glycémie et le risque de diabète de type 2 et gestationnel.

Le constat est clair et sans appel, vous avez tout à gagner à apprendre à lire les étiquettes et ainsi faire des choix avertis relevant du bon sens.

Pratiquez une activité physique régulière, à l'extérieur

Si vous avez été physiquement active avant la grossesse, vous pouvez généralement continuer à le faire en modifiant vos habitudes et en suivant les conseils de votre médecin.

Si vous n'avez pas été active, envisagez de commencer un programme d'exercices doux, comme la marche, avec l'accord de votre médecin.

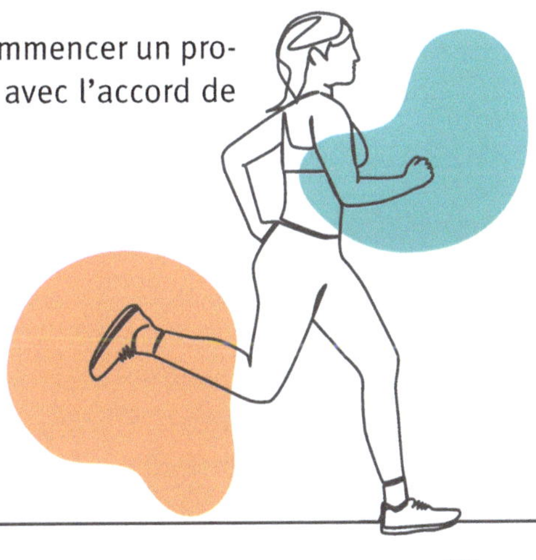

LES PATHOLOGIES DE LA GROSSESSE

Le diabète gestationnel

Pour bien comprendre comment peut se déclencher un diabète gestationnel, il est d'abord essentiel de comprendre l'impact de votre alimentation et de votre mode de vie sur les variations de votre glycémie (taux de sucre dans le sang), ainsi que le fonctionnement d'une hormone clé au cœur de cette régulation : **l'insuline**.

L'insuline au cœur de la régulation de votre glycémie

L'insuline est une hormone qui permet l'utilisation du glucose (sucre) par vos cellules et évite qu'il ne reste trop longtemps dans votre sang.
Elle permet aussi de stocker l'excédent de sucre dans vos muscles et votre foie tout en empêchant votre organisme d'utiliser les graisses comme source d'énergie.
Cependant, si vos réserves de glycogène (stock de sucre) au niveau musculaire et hépatique sont déjà pleines, soit parce que vous consommez trop de glucides dans la journée, soit parce que vous ne réalisez pas assez d'activité physique pour le brûler en énergie, il va falloir loger cet excès de glucides quelque part. Votre foie va alors le transformer en graisses. Il fabrique ainsi des triglycérides qui vont se stocker dans les adipocytes.

À court terme, un pic insulinique important, en particulier le matin (période au cours de laquelle l'organisme est particulièrement sensible à cette hormone), favorise les risques de survenue d'hypoglycémie réactionnelle. C'est pour cela qu'il faudra être particulièrement vigilante au moment du petit déjeuner et de respecter au maximum les conseils proposés précédemment sur la chronobiologie alimentaire. Les hypoglycémies réactionnelles se traduisent par une envie de manger des produits sucrés, de la fatigue, une irritabilité, une baisse de concentration et des capacités intellectuelles et physiques.

À plus long terme, la sécrétion importante et chronique d'insuline favorise le développement d'une insulino résistance à l'origine d'une prise de poids, d'une difficulté à mincir, d'un diabète de type 2, d'apnée du sommeil, de troubles de la fertilité, du syndrome des ovaires polykystiques voire de cancers.

Par ailleurs, le manque d'activité physique majore grandement ces risques.

Les glucides

Ce sont principalement les glucides, plus communément appelés « sucres », issus des aliments que vous consommez qui vont faire varier et fluctuer votre glycémie au cours de la journée et votre production d'insuline. Leur rôle est avant tout énergétique, c'est un peu votre carburant.

La classification des glucides a été historiquement établie à partir de leur structure biochimique.

- Les **glucides dits « simples »** de petite taille, sont considérés comme les sucres rapides et sont principalement représentés par le glucose, le fructose ou encore le lactose. On les retrouve principalement dans les fruits, le sucre de table ou encore le lait. Ces glucides sont rapidement digérés et assimilés par votre organisme.
- **Les glucides dits « complexes »**, de taille plus importante, sont considérés comme les « sucres lents ». On retrouve dans cette catégorie tous les aliments riches en amidon (forme de stockage des glucides dans les végétaux) comme les produits céréaliers issus du blé et de ses dérivés (pâte, semoule, boulghour...) le riz, la pomme de terre,

le seigle, l'orge, l'avoine, le quinoa, le millet, le sarrasin et les légumineuses (lentilles, pois chiches, pois cassés, haricots secs, etc.). La digestion des glucides complexes nécessite plusieurs étapes car les enzymes du corps doivent couper la molécule en plusieurs petits morceaux pour former des glucides de plus petite taille qui seront assimilables par la suite par l'organisme au niveau intestinal.

Selon qu'ils soient simples ou complexes, les glucides n'auront pas le même impact sur votre glycémie c'est-à-dire votre taux de sucre dans le sang. Si les glucides simples provoquent pour la plupart une élévation rapide et intense du taux de sucre dans le sang (hyperglycémie), les glucides complexes provoquent, en théorie, une élévation de la glycémie moins importante. Mais cela n'est pas si simple, un glucide complexe peut parfois avoir le même impact sur votre glycémie qu'un glucide simple, à l'image des céréales soufflées du petit déjeuner. L'explication de ce phénomène se trouve dans une notion appelée index glycémique.

Index/charge glycémique et index insulinique

L'index glycémique (IG) d'un aliment est calculé en comparant son effet sur la glycémie à celui du glucose pur. Les aliments glucidiques sont ensuite classés sur une échelle de 0 à 100. Un index glycémique supérieur à 60 est considéré comme élevé. On retrouve dans cette catégorie d'aliments les pommes de terre cuites au four (95), les galettes de riz soufflé (85), les pétales de maïs soufflé du petit déjeuner (81) ou encore le pain blanc (75).

Mais ce classement reste approximatif car de nombreux facteurs peuvent influencer la valeur de l'IG, y compris au sein d'une même catégorie d'aliments, comme :

- **la présence de fibres** dans votre assiette : celle-ci permet de faire diminuer l'IG.

- **le niveau de transformation d'un aliment** : les produits soufflés comme par exemple les céréales du petit déjeuner sont des aliments à index glycémique très élevé.
- **le mode de cuisson des aliments glucidiques** : lorsque l'on consomme des pâtes trop cuites qui possèdent un IG plus élevé que les pâtes « al dente ».
- **la présence de polyphénols antioxydants** : permet de faire diminuer l'index glycémique, comme dans les fruits et légumes.
- **le niveau de fermentation d'un aliment** : lorsque l'on consomme un pain à base de levain celui-ci possède un index glycémique bien inférieur à celui d'un pain à base de levure.
- **le moment de consommation dans la journée :** le matin le corps est particulièrement sensible à l'insuline. Ce moment n'est donc pas propice à la consommation d'aliments à index glycémique élevé.

Il faut toutefois garder à l'esprit que cette notion d'index glycémique possède elle aussi des limites car elle ne tient pas compte de la quantité de glucides consommés. La notion de **charge glycémique**, corrélée à la quantité de glucides consommés dans une portion d'aliment semble alors plus représentative de l'effet de l'ingestion d'un aliment glucidique sur votre glycémie.

Cependant, là encore, celle-ci présente certaines limites car la réponse glycémique n'évolue pas de manière linéaire selon la quantité de glucides consommés.

De plus, pour un même plat consommé par 2 personnes différentes, la réponse glycémique ne sera pas identique. En cause : la diversité de microbiotes des individus les consommant.

Pour être encore plus précis, nous pourrions intégrer ici la notion d'**index insulinique** permettant de mesurer l'élévation du taux d'insuline dans le sang après l'ingestion d'un aliment comparativement à celle du pain blanc qui possède un index insulinique maximal (100). Vous comprenez ainsi pour quelle raison ingérer une grande quantité de pain blanc, surmonté d'une bonne dose de confiture et accompagné d'un verre de jus d'orange ne s'avère clairement pas être le petit déjeuner idéal lorsque l'on souhaite stabiliser sa glycémie. En moyenne, les produits transformés comme les pâtisseries, les gâteaux, les bonbons possèdent un index insulinique de 89.

Vous l'aurez donc compris, la bonne régulation de votre glycémie dépend de nombreux facteurs et est déterminante tout au long de votre grossesse.

Une glycémie stable au cours de la journée procure de nombreux bénéfices :

- Votre concentration et vos performances intellectuelles sont alors optimales.
- Votre vitalité physique est régulière.
- Votre satiété est prolongée.
- Vos envies de grignotages fortement diminuées.
- Vous contrôlez votre poids de forme voire vous facilitez l'amincissement.

Grossesse et régulation de votre glycémie

La grossesse est une période durant laquelle la mise en réserve énergétique et la mobilisation de ces réserves est beaucoup plus rapide que d'habitude, essentiellement à cause des changements hormonaux. La sécrétion d'insuline est alors augmentée et joue un rôle clé pour favoriser le stockage et la mise en réserve des nutriments. Cependant, dans certaines situations, le pancréas ne parvient pas à sécréter suffisamment d'insuline au fil de la grossesse pour maintenir la glycémie à un niveau physiologique. Dans ce cas, on peut observer l'apparition d'un **diabète gestationnel**. Dans la plupart des cas, le diabète gestationnel disparaît après l'accouchement. Néanmoins, il est important de prévenir son apparition car il peut augmenter le risque de complications pendant la grossesse et de développement ultérieur d'un diabète de type 2, tant pour vous que pour votre futur bébé.

Certains signes sont à observer car ils peuvent être évocateurs d'un diabète comme :

- une fatigue inhabituelle
- une soif intense
- un besoin d'uriner plus important

La surveillance de votre glycémie s'effectue dès votre première consultation de grossesse, à travers la recherche de sucre dans vos urines (glycosurie). Celle-ci se poursuit jusqu'au 5e mois où il vous sera demandé d'effectuer le dépistage du diabète gestationnel en laboratoire.

Ce dépistage s'effectue en général entre la 24e et la 28e semaine d'aménorrhée voire plus tôt si certaines femmes présentent des facteurs de risques comme un excédent de poids pré-gestationnel, un gain pondéral excessif pendant la grossesse, une intolérance au glucose lors d'une précédente grossesse ou encore un antécédent familial de diabète et de diabète gestationnel.

Le dépistage se fait en laboratoire et s'appelle le test HGPO (ou test d'hyperglycémie orale provoquée). Il vous sera alors demandé de venir à jeun en laboratoire. Un premier prélèvement sera effectué pour mesurer votre glycémie à jeun, puis il vous sera demandé d'ingérer 75 g de glucose. Un dosage de votre glycémie sera effectué 1 h puis 2 h après l'ingestion.

Une valeur supérieure à 0,92 g/L à jeun, supérieure à 1,80 g/L après 1 h ou supérieure à 1,53 g/L après 2 h suffit à diagnostiquer un diabète gestationnel.

Si les résultats s'avèrent être positifs, il vous sera certainement proposé d'être suivie par un endocrinologue pour instaurer une surveillance quotidienne de votre glycémie, ainsi qu'un régime adapté. Cette prise en main permet d'éviter les risques de macrosomie ou de complications au moment de l'accouchement.

Pour agir de manière préventive face au diabète gestationnel :

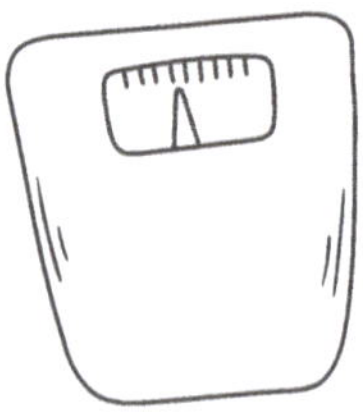

Contrôlez votre poids avant et pendant votre grossesse

- Évitez une prise de poids trop importante avant votre grossesse.
- Contrôlez régulièrement votre poids (idéalement le matin à jeun ou toujours dans les mêmes conditions).

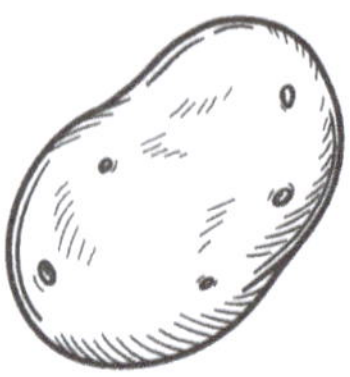

Privilégiez une alimentation à faible charge glycémique

- Consommez des **produits céréaliers complets** et des **tubercules** d'origine biologique comme le quinoa, la patate douce, le riz complet, le petit épeautre, les pâtes complètes, le sarrasin ou les produits à base de farine complète (T110 à T150).
- **Évitez les aliments à index/charge glycémique élevée,** surtout en prise isolée : gâteaux, confiture et pain blanc, bonbons.
- **Évitez la consommation d'aliments transformés et ultra transformés** comme les galettes de riz et maïs soufflées, les biscottes, les féculents à cuisson rapide (riz cuit en 3 minutes, purée instantanée) ou encore les céréales soufflées du petit déjeuner.
- Le matin votre corps est particulièrement sensible à l'insuline, **privilégiez la consommation d'aliments riches en protéines et en graisses de qualité** au cours de ce repas comme par exemple une omelette accompagnée (voir recette page 74) d'une poignée d'amande.
- **Bannissez le pain blanc** et choisissez du **pain au levain**, à fermentation longue et à base de farine complète ou semi-complète comme un pain au levain au petit épeautre, au seigle, au sarrasin.

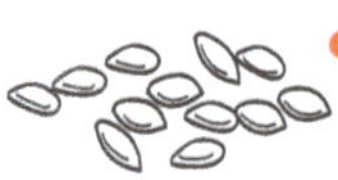

- **Intégrez des légumineuses** au moins deux fois par semaine à votre assiette : lentilles corail, vertes, pois chiches, pois cassés, haricots secs, azukis. Faites-les tremper 12 h avant cuisson et privilégiez une cuisson longue, départ à froid, dans un grand volume d'eau.

- **Limitez votre consommation d'aliments et de boissons sucrées** : pâtisserie, gâteaux, jus de fruits, sodas.

Que penser des alternatives au sucre blanc ?

- **Sucre de canne** (aussi appelé sucre roux ou cassonnade) : est un extrait de la canne à sucre. Il provient du jus de canne à sucre et sa coloration résulte exclusivement de la transformation de la matière première d'origine. Il peut également provenir de la betterave sucrière. Dans ce cas, le jus extrait de la betterave doit être chauffé pour obtenir un sucre roux, c'est ce qu'on appelle la vergeoise. Même si ce sucre a subi moins de transformations que le sucre blanc il reste néanmoins un sucre à consommer avec modération.
- **Sirop d'agave :** très en vogue ces dernières années, le sirop d'agave est pauvre en minéraux et possède un index glycémique pouvant varier de 55 à 90 selon sa provenance et son mode de fabrication. Le sirop d'agave possède une teneur élevée en fructose et un fort impact environnemental. Bien que le fructose entraîne une faible sécrétion d'insuline, il est en effet à l'origine d'une résistance progressive à l'insuline et d'une toxicité pour le foie (stéatose) quand il est consommé sous une forme autre que les fruits Il est donc à consommer avec modération.
- **Sucre de coco :** ce dernier sucre à la mode possède un index glycémique relativement faible, mais un pouvoir sucrant élevé, notamment grâce à sa teneur en fructose. Certes il possède plus de vitamines et minéraux que le sucre blanc mais finalement il pose à peu près les mêmes problèmes. Consommez-le avec parcimonie.
- **Rapadura et muscovado :** tous deux issus de la canne à sucre, on les appelle aussi « sucres complets ». Bien que non raffinés et plus riches en vitamines et minéraux, ils sont tous

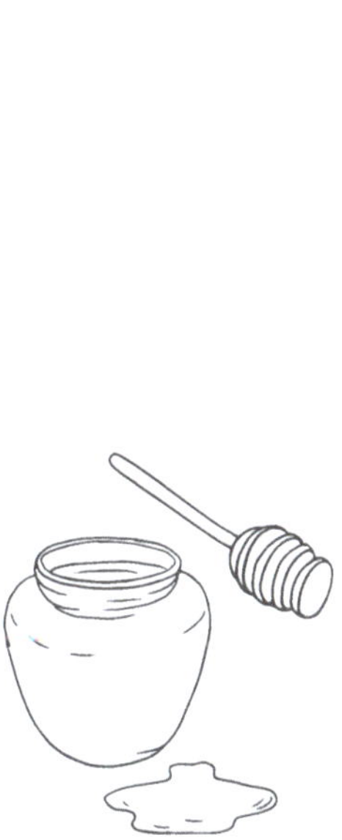

deux principalement constitués de saccharose, tout comme le sucre blanc, et restent donc à consommer avec modération.

- **Miel :** il représente une alternative naturelle au sucre blanc bien connue. Plus le miel est liquide, plus il est riche en fructose, donc plus il possède un index glycémique bas. À l'inverse, plus il est crémeux voire cristallisé, plus il contient de glucose et possède alors un IG élevé. La présence d'antioxydants influe également sur l'index glycémique du miel, il est à privilégier le plus foncé possible, comme le miel de châtaignier par exemple. Si vous voulez préparer une pâtisserie sachez que 100 g de sucre peuvent être remplacés par 65 g de miel et ceci grâce à son pouvoir sucrant 1,3 fois plus élevé. Il possède par ailleurs de nombreuses autres vertus (présence d'oligo-éléments, cicatrisant, antiseptique, etc.) et présente l'intérêt de pouvoir être produit localement. Toutefois, il reste un sucre avec toutes les conséquences potentielles évoquées sur la santé, à consommer avec modération donc.

IL ME SEMBLE IMPORTANT DE RAPPELER QUE POUR PRÉVENIR LE BOTULISME INFANTILE, IL NE FAUT JAMAIS DONNER DE MIEL AUX ENFANTS DE MOINS D'UN AN, NI AJOUTÉ À LEUR ALIMENTATION, NI UTILISÉ SUR LE DOIGT OU LA TÉTINE POUR LES CALMER.

Les édulcorants : une fausse bonne solution

Les édulcorants (E900) regroupent différentes substances comme la stevia, le xylitol et l'aspartame. Ils sont connus pour leur pouvoir sucrant élevé et leur pauvreté en calories. Ils ne présentent cependant aucun intérêt nutritionnel durant la grossesse.
En effet, de nombreuses études ont amplement démontré leur inutilité. Les édulcorants n'ont non seulement aucun bénéfice sur le poids à long terme, mais augmentent au contraire les risques de diabète (parfois jusqu'à 62 % !) et de perturbation du microbiote intestinal. L'ANSES (l'Agence nationale de sécurité sanitaire de l'alimentation, de l'environnement et du travail) a

publié un avis aux conclusions très claires : « *il n'existe aucun bénéfice à la consommation d'édulcorants en substitution du sucre sur le contrôle du poids, sur le contrôle de la glycémie chez le sujet diabétique ou sur l'incidence du diabète de type 2* ».
Sans compter sur le fait que leur utilisation maintient la dépendance à la saveur sucrée et s'avère souvent à l'origine d'une consommation plus importante en “bonne conscience”.
Par ailleurs, de nombreuses études confirment que la consommation d'édulcorants durant la grossesse favorise la prise de poids et les troubles métaboliques du futur bébé.

Gardez à l'esprit que la solution ne se trouve pas dans le fait de choisir des substituts de sucre, comme des édulcorants ou encore des produits étiquetés *light* ou 0, mais plutôt de consommer du « vrai » sucre et d'en réduire sa quantité et sa fréquence de consommation.

Augmentez vos apports quotidiens de fibres

Les fibres permettent de diminuer l'index glycémique de votre assiette. Ces dernières jouent ainsi un rôle important dans la régulation de la glycémie par l'intermédiaire de différents mécanismes. Certaines vont former un gel insoluble qui va ralentir l'absorption des sucres au niveau de l'intestin et leur passage dans le sang, d'autres vont accélérer le transit intestinal ce qui va permettre à l'organisme de se débarrasser plus rapidement des sucres et autres matières indésirables.

De plus, lorsque celles-ci sont apportées par les fruits et légumes, cela vous permet de faire le plein d'antioxydants, ces derniers possédant des effets positifs sur l'index glycémique.

En pratique :

- Consommez des **légumes à chaque repas** (1 portion crue et 2 portions cuites par jour).

Je vous conseille même de débuter votre repas avec une petite crudité : sa teneur en fibres et en polyphénols antioxydant permet de faire diminuer l'index glycémique de votre plat. En effet, pour un même plat, la sécrétion d'insuline ne sera pas identique si vous avez commencé votre repas par des légumes ou non.

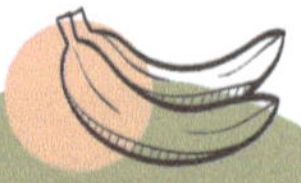

Plus un fruit est mûr plus l'amidon se transforme en glucide simple et possédera un IG élevé (comme par exemple la banane jaune mûre à point possédant un IG plus élevé que la banane verte).

- Consommez au moins **2 portions de fruits de saison** par jour en privilégiant des fruits pas trop mûrs.
- Consommez des produits à base de **farine complète d'origine biologique** et des **légumineuses.**

Privilégiez une cuisson douce de vos aliments

Plus un aliment composé de glucides est cuit et plus son index glycémique augmente. Une compote de fruits possédera donc un index glycémique plus important que le fruit utilisé pour la préparer.

En pratique :

- Privilégiez un **mode de cuisson vapeur** : pomme de terre vapeur, fruit cuit à la vapeur, etc.
- Optez pour une **cuisson « al dente »** de vos féculents (pâtes, riz, etc.)

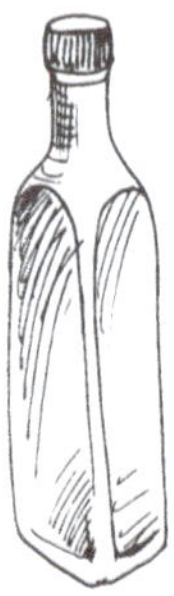

L'importance des associations

Une consommation conjointe de protéines ou d'aliments riches en graisses avec un aliment glucidique permet de diminuer l'index glycémique de votre repas en ralentissant l'absorption des glucides et votre digestion.

En pratique :

- Assaisonnez votre plat de riz avec **2 cuillères soupes d'huile de colza crue** et ajoutez-y une portion de protéine animale de qualité comme des sardines et une portion de légumes cuits.

L'INFO NUTRITION D'Aliss

LES CONTAMINANTS ENVIRONNEMENTAUX SE LOGENT DANS L'ENVELOPPE DES GRAINS (BLÉ, ÉPEAUTRE, ETC.) ET SONT DONC PRÉSENTS EN PLUS GRANDE QUANTITÉ DANS LES PRODUITS COMPLETS. D'OÙ MON CONSEIL DE CHOISIR DES PRODUITS COMPLETS D'ORIGINE BIOLOGIQUE.

Pratiquez une activité physique régulière

Une activité physique régulière (sauf contre-indication médicale) diminue de 50 % le risque de diabète gestationnel en améliorant la sensibilité à l'insuline. Vous augmentez ainsi vos récepteurs à l'insuline et vos cellules deviennent plus performantes.

Bouger reste alors un des meilleurs moyens pour agir efficacement contre le risque de diabète.

Surveillez certains signes évocateurs

- Soif intense
- Besoin important et fréquent d'uriner
- Fatigue inhabituelle

L'INFO NUTRITION D'Aliss

NE VOUS PRIVEZ PAS DE CONSOMMER VOS FÉCULENTS FROIDS, EN SALADE (VOIR RECETTES PAGES 58 ET 108). EN EFFET, LORSQUE CES ALIMENTS REFROIDISSENT, L'AMIDON QUI LES COMPOSENT VA SE MODIFIER POUR FORMER DE L'AMIDON RÉSISTANT, BON POUR VOTRE MICROBIOTE ET POSSÉDANT UN INDEX GLYCÉMIQUE PLUS FAIBLE.

L'hypertension de grossesse

L'hypertension se manifeste par une augmentation de la tension artérielle ; la pression artérielle systolique est supérieure à 140 mmHg et la pression artérielle diastolique est supérieure à 90 mmHg.

Il existe deux types d'hypertension :

- **l'hypertension chronique** : préexistante avant la grossesse. Bien compensée par un traitement adapté à votre grossesse, elle ne pose pas de problème.
- **l'hypertension gravidique**, qui commence à partir de la 20e semaine d'aménorrhée.

Elle est liée à la grossesse et survient uniquement durant cette période, puis disparaît dans les 6 semaines suivant le post-partum. Elle est en général plus fréquente chez les femmes attendant leur premier enfant.

Elle peut se compliquer en prééclampsie lorsqu'elle est associée à une protéinurie (plus de 0,5 g/j).

De manière générale, l'hypertension est la conséquence d'une anomalie de la circulation sanguine au niveau du placenta. On constate une perfusion placentaire inadaptée, qui est à l'origine des lésions ischémiques du placenta pouvant entraîner des conséquences graves pour la maman et le fœtus.

Si certaines études mettent en avant l'importance de la **vitamine D**, du **calcium** et de la **vitamine B9** pour diminuer le risque de prééclampsie, il est essentiel d'adopter une alimentation variée et équilibrée tout au long de sa grossesse afin de profiter de tous les nutriments essentiels au développement et à la santé de votre futur bébé et ainsi éviter les carences.

LES RISQUES ASSOCIÉS À LA GROSSESSE

Les infections pendant la grossesse n'ont pas le même impact si elles surviennent pendant le premier, le deuxième ou le troisième trimestre. Souvent, les infections ou la prise de toxiques (alcool, tabac, certains médicaments) affectent plus facilement le fœtus vers la fin de la grossesse, mais les conséquences sont plus dangereuses au premier trimestre. Notons qu'au premier trimestre le risque de fausse couche est beaucoup plus élevé.

Il n'est pas question ici de vous effrayer concernant les risques associés à la grossesse mais simplement de vous donner les conseils de bonne conduite d'hygiène concernant la préparation, la cuisson et la conservation de vos aliments et de vous aiguiller entre les aliments à éviter et ceux à privilégier.

La listériose

La listériose est une infection due à la bactérie *Listeria monocytogenes*. Celle-ci est présente principalement au niveau des sols et de la végétation, capable de résister à des températures de 4 °C, elle est sensible à la chaleur. D'ordinaire, cette infection est sans gravité pour l'Homme. Cependant, lorsqu'elle est contractée durant une grossesse, celle-ci peut entraîner des conséquences graves pour la santé du futur bébé comme un accouchement prématuré ou encore un avortement spontané.

ALIMENTS À RISQUE

CHARCUTERIE, GRAINES GERMÉES RÉFRIGÉRÉES, PRODUITS AU LAIT CRU, POISSONS CRUS ET/OU FUMÉS, VIANDES CRUES OU PEU CUITES, LÉGUMES MAL LAVÉS.

Il est donc essentiel de suivre certains conseils de bonne conduite :

- Bien cuire les aliments notamment la viande et les œufs (pas de jaune liquide).

- Bien réchauffer les restes alimentaires et les consommer immédiatement.
- Bien laver les fruits, les légumes et les herbes aromatiques.
- Bien emballer les aliments dans le réfrigérateur.
- Conserver les aliments crus et cuits séparément pour éviter les contaminations croisées.
- Enlever la croûte des fromages.

Il est prudent de ne pas consommer :

- les produits crus, comme le poisson cru (comme les sushis) ou les poissons fumés.
- les viandes peu cuites ou crues (comme le steak tartare).
- les charcuteries crues ou peu cuites (rosette, bacon, jambon cru, chorizo etc.) et préférez la consommation de jambon cuit sous vide, de blanc de poulet ou de blanc de dinde (sans sel nitrité).

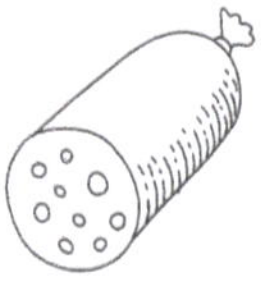

- les rillettes, le pâté, le foie gras, les produits à base de gelée et de viandes fumées ou marinées.
- les fruits de mer et les crustacés crus, peu cuits ou surgelés, le tarama, le surimi, les sushis.
- les fromages au lait cru et/ou à la coupe.
- les fromage à pâte molle à croûte fleurie (type camembert ou brie) et à croûte lavée (type munster ou pont-l'évêque), les fromages vendus râpés.

Les fromages qui peuvent être consommés en toute sécurité sont les :

- **fromages à base de lait pasteurisé** et ce peu importe le type de fromage : fondu, affiné, frais ou encore qu'ils soient à base de lait de vache, de brebis ou de chèvre.

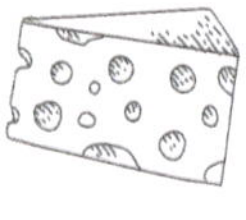

- **Les fromages à pâte pressée cuite** (même à base de lait cru) type comté, abondance, beaufort, emmental, gruyère, parmesan, sont autorisés car même s'ils sont à base de lait cru ils ont subi une cuisson qui a éliminé tous les micro-organismes.

- **Le fromage dans les préparations cuites** types lasagnes, raclette ou pizza. En effet, la température tue les bactéries lorsque le fromage est bien cuit.

La toxoplasmose

La toxoplasmose est due à une infection par un parasite *Toxoplasma gondii* transmise à l'Homme par les animaux domestiques, notamment par les chats ou à la suite de la consommation de viande mal cuite. Ce parasite est détruit par une congélation de plusieurs jours à –18 °C ou une cuisson suffisante. Bénigne dans les situations habituelles, elle peut affecter le développement du fœtus pendant la grossesse.

Avant votre grossesse, votre médecin peut vous proposer de faire un test pour voir si vous avez déjà été en contact avec le parasite et donc immunisée. Si votre test sanguin à la toxoplasmose est négatif, il faudra alors respecter des règles de bonne conduite tout au long de votre grossesse et vérifier à plusieurs reprises à travers des bilans sanguins.

ALIMENTS À RISQUE

TOUTES LES VIANDES CONSOMMÉES CRUES OU PEU CUITES, LES LÉGUMES MAL LAVÉS.

Il est fortement recommandé de :

- Se laver les mains avant chaque repas.
- Manipuler les litières de chat ou faire du jardinage avec des gants.
- Bien laver les fruits et légumes, y compris les aromates.
- Cuire les viandes à cœur (température supérieure à 68 °C).
- Bien laver les couteaux et tous les ustensiles en contact avec de la viande crue (comme le jambon à la coupe).

Selon la Haute autorité de santé (HAS), le risque d'intoxication à la toxoplasmose est différent selon l'âge gestationnel. Plus une infection survient tôt au cours de la grossesse (13 semaines d'aménorrhée) moins celle-ci à de risque de contaminer le fœtus, mais celle-ci se traduit dans la majorité des cas par une forme grave. À l'inverse, plus l'infection survient tard (36 SA), plus celle-ci a de risques de contaminer le fœtus, mais sera à l'origine le plus souvent d'une forme peu grave.

La salmonellose

C'est une maladie infectieuse provoquée par une bactérie de type *Salmonella*, généralement transmise à l'Homme suite à l'ingestion d'aliments contaminés (fromages, charcuterie, lait et œufs en particulier). Durant la grossesse, une infection à une salmonelle peut conduire à un accouchement prématuré et peut menacer la santé du futur bébé.

ALIMENTS À RISQUE

VOLAILLE, ŒUF, ALIMENTS PEU CUITS OU AYANT SUBIS UNE RUPTURE DE LA CHAÎNE DU FROID.

Les **mesures d'hygiène de base** vues précédemment sont à adopter :

- Bien se laver les mains avant de cuisiner.
- Laver régulièrement le plan de travail et le réfrigérateur.

De plus, certaines **mesures spécifiques** concernant les œufs et les préparations à base d'œufs crus sont à mettre en place :

- Conserver les œufs à la même température afin d'éviter les phénomènes de condensation à leur surface.
- Ne pas laver les œufs avant de les stocker ou de les consommer.
- Ne pas consommer de préparations à base d'œufs crus (mayonnaise maison, mousse au chocolat, pâtisseries, etc.)

Les préparations du commerce (mayonnaise par exemple), dont la formulation est conçue pour limiter le risque de multiplication bactérienne, peuvent être utilisées.

Le cytomégalovirus (CMV)

Très répandu dans la population humaine et la plupart du temps inoffensif, le cytomégalovirus devient très dangereux pour le fœtus lorsqu'il est contracté durant une grossesse.

Ce virus qui appartient à la famille des herpès est très contagieux et peut provoquer une fausse couche lorsque la contamination se fait au début de la grossesse. Si elle est plus tardive, les conséquences sur le futur enfant peuvent êtres de graves malformations. L'infection maternelle a lieu si la future mère est en contact avec des enfants en bas âge (travail en crèche, un premier enfant en bas âge, etc.). La contamination s'opère par l'intermédiaire de la salive, des larmes, de l'urine ou des selles.

Les enfants en bas âge possédant des sécrétions plus contagieuses et plus infectantes, le Haut Conseil de la santé publique préconise ainsi de respecter certaines règles d'hygiène afin d'éviter la contamination :

- Ne pas mettre à la bouche la tétine de son enfant en bas âge.
- Ne pas manger avec les couverts de son enfant ou finir son plat.
- Éviter le contact direct avec les urines de l'enfant en bas âge et se laver régulièrement les mains après le change.
- Éviter d'embrasser les enfants sur la bouche ou être en contact avec ses larmes.

L'exposition aux perturbateurs endocriniens

Les perturbateurs endocriniens sont des substances modifiant les fonctions de notre système endocrinien et pouvant être responsables d'effets nocifs sur notre santé (augmentation du risque de cancer, de troubles de la thyroïde ou encore augmentation du risque de fertilité notamment masculine). Les composés les plus connus sont les phtalates et le bisphénol A, les PCB, les dioxines ou encore les pesticides.

Si nous sommes malheureusement tous exposés aux perturbateurs endocriniens, la période prénatale et les premières années de vie sont considérées comme des périodes critiques d'exposition. En effet, l'exposition à ces substances pendant la grossesse et durant la période des 1000 premiers jours, période à laquelle le cerveau humain est potentiellement plus sensible, peut entraîner un retard de croissance, des malformations, un risque accru d'accouchement prématuré ou encore favoriserait la survenue de problèmes comportementaux de l'enfant.

Ainsi, en fonction de l'environnement dans lequel on vit et de nos habitudes alimentaires nous sommes plus au moins exposés à ces substances chimiques. Une étude réalisée en France en 2011 a révélé que la quasi-totalité des femmes enceintes étaient contaminées et que l'alimentation était la première source de contamination.

S'il est impossible d'éliminer complètement ces polluants de notre assiette, il est possible de les limiter avec des gestes simples, pour cela :

- **Limitez au maximum votre consommation d'aliments ultra transformés** qui sont d'importants vecteurs de perturbateurs endocriniens. Et si vous devez en consommer, évitez ceux mentionnant un « E » suivi d'un numéro dans leur liste d'ingrédients, qui ne sont autre que des additifs.
- **Consommez autant que possible des fruits et légumes frais, de saison, locaux et si possible d'origine biologique.** Bien entendu, cela doit relever du bon sens, acheter une mangue bio, emballée sous plastique venant d'Amérique n'a absolument aucun intérêt.
- **Épluchez vos fruits et vos légumes** ou faites-les tremper 15 minutes dans une eau bicarbonatée. En effet, la majorité des pesticides se logent dans la peau des végétaux.
- **Privilégiez la consommation de viande bovine d'origine biologique** moins exposée aux antibiotiques.
- **Consommez de la volaille élevée en plein air** bénéficiant d'une alimentation de meilleure qualité.
- **Limitez au maximum votre consommation de charcuterie** et lorsque vous en consommez choisissez des produits garantis sans nitrates ou nitrites.
- **Préférez des huiles vierges, non raffinées, de première pression à froid et d'origine biologique** telles que l'huile d'olive vierge ou encore l'huile de colza extraite à froid.

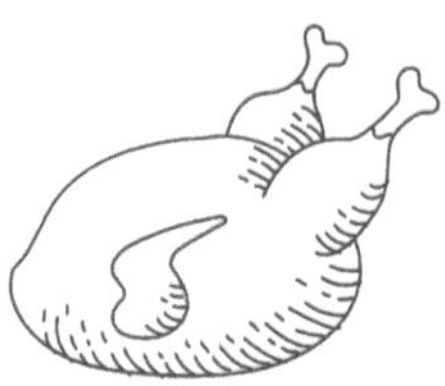

- **Veillez à conserver vos aliments dans des bocaux en verre** et éliminez au maximum le plastique de votre cuisine. Et surtout, ne réchauffez pas votre repas dans son contenant plastique au micro-onde car cela augmente le risque de migration de particules dans vos aliments.
- Durant vos courses, **privilégiez des conserves en verre** et évitez les conserves et les canettes en aluminium.
- **Privilégiez des casseroles en inox** pour vos cuissons et des **ustensiles de cuisine en bois.**
- **Changez vos poêles lorsqu'elles sont abîmées :** certaines contiennent de l'aluminium, un métal neurotoxique. En cas de rayures de vos poêles ou casseroles celui-ci peut poser des problèmes.

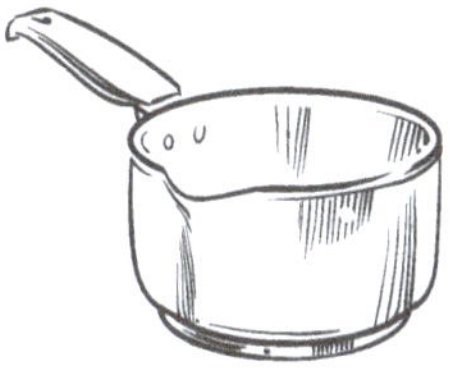

Du poisson pendant la grossesse : oui mais pas n'importe lequel !

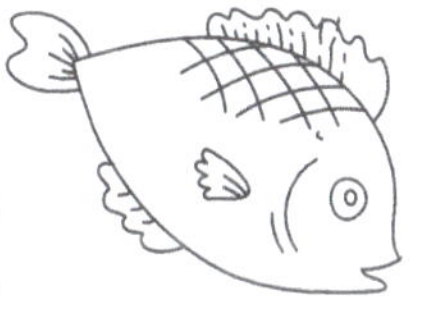

Le poisson et les produits de la pêche possèdent des qualités nutritionnelles précieuses qui en font des aliments particulièrement intéressants, notamment pour couvrir vos besoins en iode et acides gras oméga-3 indispensables au développement de votre futur bébé. C'est donc un aliment particulièrement intéressant à consommer pendant la grossesse. Pour autant, ils peuvent accumuler des contaminants chimiques néfastes comme des métaux lourds (mercure), des PCB ou encore des dioxines déversées par les industriels. Ainsi, les poissons de bout de chaîne alimentaire sont particulièrement exposés puisqu'ils accumulent dans leur tissu adipeux les substances chimiques non dégradées des plus petits poissons qu'ils ont mangés.

Si renoncer au poisson durant la grossesse n'est pas une solution, il convient de respecter certaines recommandations données par l'ANSES pour avoir une consommation sûre tout au long de votre grossesse et durant les 1000 premiers jours de bébé.

Ainsi :

- **Limitez votre consommation de poissons prédateurs sauvages** : lotte-baudroie, loup-bar, bonite, empereur, grenadier, flétan, brochet, dorade, raie, sabre, thon.
- **Évitez la consommation** d'espadon, de marlin, de siki, de requin et de lamproie.
- **Limitez à 1 fois tous les 2 mois** la consommation de certains poissons d'eau douce : anguilles, barbeaux, brèmes, carpes, silures, brochets.
- **Consommez 1 fois par semaine des poissons gras** d'origine marine, en variant les espèces, les lieux de pêche, les modes de production (élevage ou sauvage) : sardines, maquereaux, anchois, hareng (voir recette page 88).

Vous pouvez également interroger votre poissonnier sur la provenance des produits. De manière générale, évitez ceux qui proviennent de la mer Baltique (trop polluée) et ceux qui ont été pêchés dans le Rhône, très contaminés par le PCB et les dioxines.

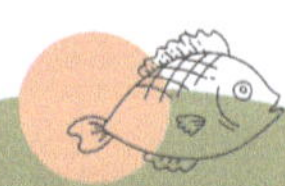

Le saumon, considéré comme un poisson gras, reste au cœur de nos nombreuses interrogations : doit-on le choisir sauvage, d'élevage, d'origine biologique, issu du Label Rouge ? Si nous considérons les dernières études, le saumon reste un poisson prédateur dit « bio accumulateur », lorsque celui-ci est sauvage il possède une teneur en métaux lourds plus élevée que le saumon d'élevage. Quant aux saumons d'origine biologique ou labellisé Label Rouge, ces derniers contiennent davantage de PCB et de dioxines. Ainsi, par mesure de précaution, il est conseillé de diminuer sa consommation de saumon à 1 fois par mois.

VÉGÉTARISME, VÉGANISME ET GROSSESSE : EST-CE COMPATIBLE ?

Tout d'abord, il est essentiel de faire la différence entre régime végétarien et régime végétalien ou vegan.

S'il est tout à fait possible de mener une grossesse avec un régime végétarien, il en est tout autre avec un régime végétalien qui peut entraîner des carences et un retard de croissance *in utero*.

Ainsi je n'aborderai pas ici la question du véganisme durant une grossesse, qui, à mon sens, n'est pas adapté et nécessite une prise en charge médicale personnalisée.

En revanche, pour les femmes végétariennes qui souhaitent continuer à adopter ce régime alimentaire durant leur grossesse, cela est tout à fait possible. Il faudra néanmoins limiter les risques de carences notamment en fer, en iode, en protéines, en vitamine B12 ou encore en vitamine D.

Le régime végétarien en pratique

Surveillez et optimisez vos apports en fer

Durant votre grossesse, vos besoins en fer sont augmentés. En l'absence de consommation de viande, il est donc important d'augmenter votre consommation de fer non héminique (voir page 120).

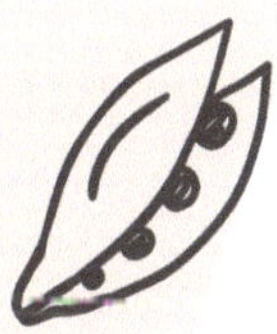

- Consommez régulièrement des **légumineuses riches en fer** comme les lentilles en veillant à les faire tremper minimum 12 h avant cuisson et en les faisant cuire dans un grand volume d'eau, départ à froid afin de limiter au maximum la présence de facteurs anti nutritionnels.

- **Associez-y des végétaux riches en vitamines C** : poivron cru, agrumes en salade, filet de jus de citron. Ces derniers permettront de favoriser l'assimilation du fer non héminique.
- **Évitez de consommer du thé ou du café** au cours d'un repas riche en fer (respectez un délai de 20 minutes minimum). Le même conseil s'applique si vous vous supplémentez en fer.

Surveillez vos apports en iode

Les apports en iode sont particulièrement importants au cours de la grossesse (voir page 121).

Comme les principaux aliments riches en iode se retrouvent dans le règne animal à travers les poissons et crustacés, il faudra veiller à consommer d'autres sources d'iode.

- **Consommez des algues** (en moyenne 2 fois/semaine) : kombu, wakamé, dulse, nori, à déguster en paillettes saupoudrées sur une salade ou encore en feuille dans une soupe.

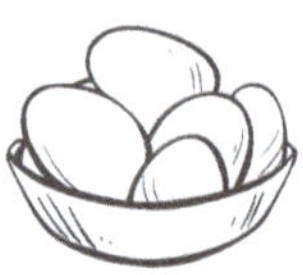

- **Augmentez les apports d'aliments riches en iode** : les œufs, les produits laitiers à base de lait de brebis ou de chèvre plus riches en iode.

Optimisez vos apports protéiques

- **Consommez des légumineuses riches en protéines végétales** et associez-les au cours du même repas ou de la journée à des **produits céréaliers** comme du riz brun, du quinoa, du sarrasin ou encore du petit épeautre.
- **Consommez des œufs au petit déjeuner :** cela permet d'augmenter vos apports en protéines de qualité et de respecter la chronobiologie alimentaire favorable aux apports protéinés le matin.

- **Ajoutez une poignée d'oléagineux** dans vos yaourts, fromages blancs ou encore vos salades. Riches en protéines végétales, ce sont de véritables pépites nutritionnelles vous apportant de nombreuses vitamines et minéraux ainsi que des bonnes graisses.

Surveillez vos apports en vitamine B12

Cette vitamine est indispensable à la synthèse de l'ADN et à la bonne expression des gènes. Elle assure ainsi un développement harmonieux de votre futur bébé. Durant votre grossesse, vos besoins quotidiens sont estimés à 4,5 µg/jour. Si votre organisme, et notamment votre foie, est capable d'en mettre en réserve, une alimentation végétarienne limite fortement les apports.

En effet, les principales sources de vitamine B12 sont animales : abats, viande rouge, poisson, œuf dans une moindre mesure. Ainsi, il peut être intéressant de demander à faire doser votre vitamine B12 active pour connaître votre statut en cette vitamine. Un professionnel de santé pourra vous conseiller de vous supplémenter, idéalement sous forme d'adénosylcobalamine ou de méthylcobalamine.

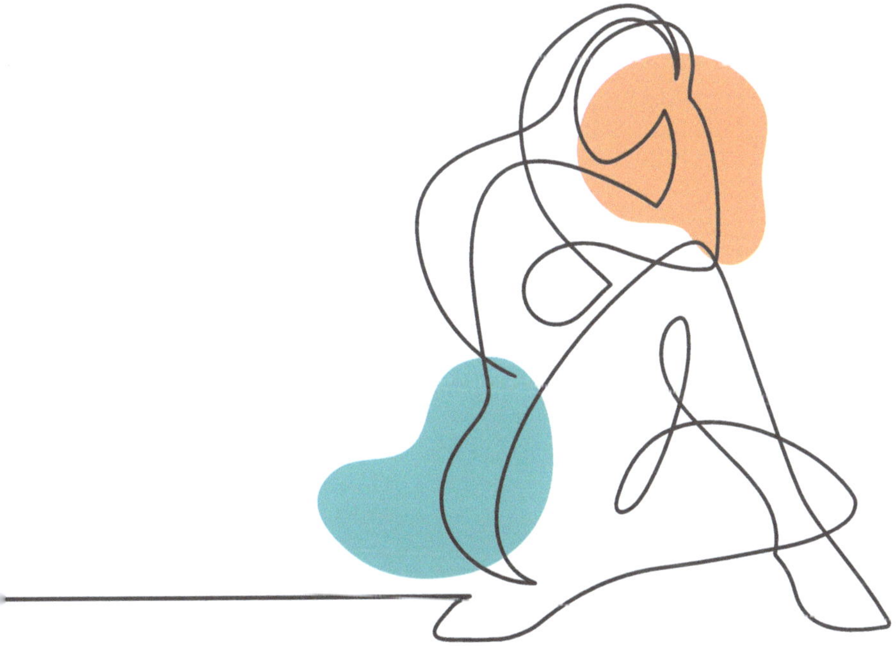

En pratique, pour augmenter vos apports de vitamine B12, je vous conseille de :

- **Consommer régulièrement des œufs** (2 œufs = 1,3 µg de vitamine B12).
- **Consommer 1 à 2 produits à base de brebis par jour** (1 yaourt de brebis =0,33 µg de vitamine B12).
- Compléter vos apports de produits laitiers avec **1 portion d'emmental** au lait pasteurisé (30 g d'emmental= 0,45 µg de B12).
- **Consommer des produits fermentés** comme la choucroute ou encore du pain à base de levain.

Surveillez votre consommation de soja

Lorsque l'on est végétarienne, les alternatives végétales de certains produits animaux sont souvent élaborées à base de soja. Il convient ainsi de ne pas dépasser la consommation de 1 mg/kg/j de phyto-estrogènes par jour. Pour cela, l'ANSES conseille de **limiter la consommation de produit à base de soja à 1 par jour**.

Évitez également les **margarines à base de phytostérols** (destinées à limiter le taux de cholestérol sanguin).

LA GROSSESSE AU FIL DES MOIS

LE 1ER TRIMESTRE

Au cours du premier trimestre, le poids évolue peu et vos besoins énergétiques ne sont guère plus importants qu'en dehors de votre grossesse (en moyenne +70kcal/jour). Il convient donc de conserver une alimentation variée et équilibrée.

Focus sur la vitamine B9

La vitamine B9 se retrouve à l'état naturel dans les aliments sous forme de folates. Ces derniers sont particulièrement importants au cours des premières semaines de grossesse et de développement de votre futur bébé.

En effet, les folates jouent un rôle essentiel dans la régulation de l'expression des gènes à travers le mécanisme de méthylation qui permet d'assurer la réparation et la synthèse des cellules, des hormones et des neuromédiateurs. Durant les 4 à 6 premières semaines de grossesse la méthylation est particulièrement active, c'est pour cela qu'il sera essentiel de répondre à ce besoin accru.

Une complémentation vous est, en général, très rapidement proposée et ce jusqu'à environ 3 mois de grossesse. Cette complémentation ne doit toutefois pas remplacer vos apports alimentaires, ainsi les légumes feuilles tels que les épinards, le brocoli, la mâche ou encore le cresson sont particulièrement intéressants car ils sont riches en folates (voir page 114).

Une carence en folates augmente les risques de défaut de fermeture du tube neural (ou spina bifida) et de bec-de-lièvre (fente labio-palatine) en début de grossesse, d'anémie et de

L'INFO NUTRITION D'Aliss

LA VITAMINE B9 EST CLASSIQUEMENT PROPOSÉE EN COMPLÉMENT ALIMENTAIRE SOUS FORME D'ACIDE FOLIQUE (= FORME SYNTHÉTIQUE). CEPENDANT, UNE PARTIE DE LA POPULATION NE DISPOSE PAS D'ENZYMES NÉCESSAIRES POUR LA TRANSFORMER EN FORME ACTIVE DANS L'ORGANISME. DANS CE CAS, UN COMPLÉMENT SOUS FORME DE MÉTHYLFOLATES SEMBLE PLUS APPROPRIÉ.

BON À SAVOIR : LA VITAMINE B9 EST TRÈS SENSIBLE À LA LUMIÈRE ET À LA CHALEUR. IL EST DONC IDÉAL DE CONSOMMER LES VÉGÉTAUX TRÈS FRAIS ET CRUS SI POSSIBLE EN VEILLANT À BIEN LES LAVER (VOIR RECETTE B9 PAGE 58).

retard de croissance intra-utérin, voire de naissance prématurée ou d'avortement spontané. Certaines situations comme le tabagisme important, la prise de pilule contraceptive, la pose de stérilet, une faible consommation de végétaux, un historique d'alcoolisme chronique, ou encore un régime amaigrissant sont tout autant de facteurs pouvant accroître les risques de carence.

Inconforts digestifs pendant la grossesse

Nausées, vomissements et hypoglycémies

Beaucoup de grossesses s'accompagnent, surtout au début, de petits troubles digestifs : baisse d'appétit, nausées, vomissements ou encore remontées acides. Ces troubles, généralement modérés et transitoires, peuvent cependant perturber votre équilibre et vos rythmes alimentaires.

L'origine des nausées et des vomissements au cours de la grossesse est mal connue et probablement multifactorielle. Si certaines études avancent les variations hormonales au cours de la grossesse ou encore la présence d'*Helicobacter pylori*, d'autres incriminent le jeûne nocturne responsable d'une fréquence plus importante de nausée au réveil.

Ainsi, si vous souffrez de **nausées** et de **vomissements** je vous conseille tout d'abord :

- De **fractionner votre alimentation** en faisant des petits repas mais plus fréquents, 4 à 5 repas par jour toutes les 3 à 4 h en moyenne. Vous pouvez tout à fait intégrer une collation le matin et l'après-midi avec un fruit ou quelques biscuits diététiques.

- **D'éviter de déjeuner trop tard** dans la matinée.
- **De boire fréquemment** en petite quantité, en dehors des repas, pour ne pas vous déshydrater.

Ces conseils permettront aussi d'améliorer les éventuelles hypoglycémies que vous pouvez ressentir tout au long de votre journée. En effet, durant ce trimestre, on observe une augmentation de l'insulino-sensibilité. Vos cellules sont particulièrement sensibles à son action, provoquant ainsi des hypoglycémies réactionnelles. Pour cela, consommez de façon régulière des aliments glucidiques en dehors des repas, toutes les 3 à 4 h environ (biscuits diététiques, fruit, fruits secs et oléagineux, etc.) et conservez un apport de féculents à chaque repas est un bon moyen pour limiter les désagréments encourus.

Votre médecin pourra vous conseiller de stopper votre supplémentation en fer qui peut augmenter les nausées et de vous supplémenter en vitamine B6 qui a montré quelques effets positifs sur les nausées et vomissements modérés. Une étude a aussi mis en avant l'efficacité du gingembre contre les nausées et vomissements peu sévères.

Si les symptômes persistent et que la prise de poids est insuffisante ou que vous perdez du poids, il sera alors nécessaire d'envisager une prise en charge nutritionnelle spécifique.

En cas de nausées importantes voire de dégouts je vous conseille de limiter au maximum les « xénobiotiques » comme le café, les aliments à goût ou odeur forte (choucroute, chocolat, piment, jus de pamplemousse ou kiwi).

À l'inverse, favorisez la consommation d'aliments optimisant le fonctionnement de votre foie : aliments d'origine biologique, fruits et légumes (brocolis), petites baies (mûres, myrtilles, groseilles, etc.) romarin et curcuma notamment.

Les fringales

Les sensations de faim brutales, fréquentes en début de grossesse, sont mal expliquées. Il arrive que certaines femmes aient des fringales tout au long de la journée.

Dans ce cas il est important d'identifier les causes de ces fringales :

- *Avez-vous réellement faim ?*
- *Ou s'agit-il plutôt d'un grignotage compulsif pouvant être lié à une situation de stress importante.*

Pour diminuer les fringales liées à de la faim, il est conseillé de favoriser les glucides complexes au cours des repas principaux et de diminuer l'apport en glucides simples. Je vous conseille aussi de fractionner vos apports alimentaires en quatre ou cinq repas.

En cas de grignotages compulsifs récurrents, n'hésitez pas à vous rapprocher d'un professionnel de santé qui pourra vous accompagner et vous aider à en identifier les causes.

LES RECETTES DU 1ER TRIMESTRE AU FIL VOTRE JOURNÉE

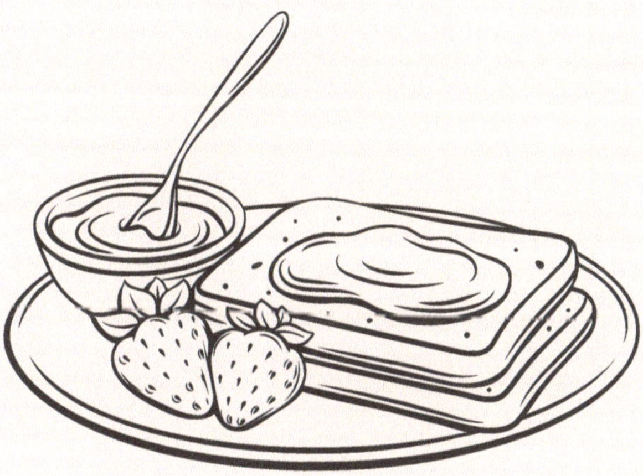

AU PETIT DÉJEUNER

∘∘∘ LE BOL VITAMINÉ ∘∘∘
(POUR 1 PERSONNE)

Ingrédients

• 1 banane congelée • 2 poignées d'épinards frais • 1 cuillère à soupe de purée d'oléagineux (noisette, amande, cajou) • 150 ml de lait d'amande • 40 g de flocons d'avoine ou de sarrasin

Pour le dressage

• Framboises • Noix de coco râpée • Graines de chia

Préparation

Versez tous les ingrédients dans le bol d'un blender (sauf ceux pour le dressage) et mixez jusqu'à l'obtention d'un mélange homogène puis versez la préparation dans un bol et dressez avec quelques framboises, de la noix de coco râpée et les graines de chia.

L'INFO NUTRITION D'Aliss

AVEC CETTE RECETTE VOUS FAITES LE PLEIN D'ANTIOXYDANTS ET DE VITAMINE B9 D'AUTANT PLUS QUE LES ÉPINARDS SONT CONSOMMÉS FRAIS ET CRUS.

APPORT

Protéines 13 g

Glucides 56 g

Lipides 11 g

Kcal 403

Cette recette apporte en moyenne 100 µg de vitamine B9.

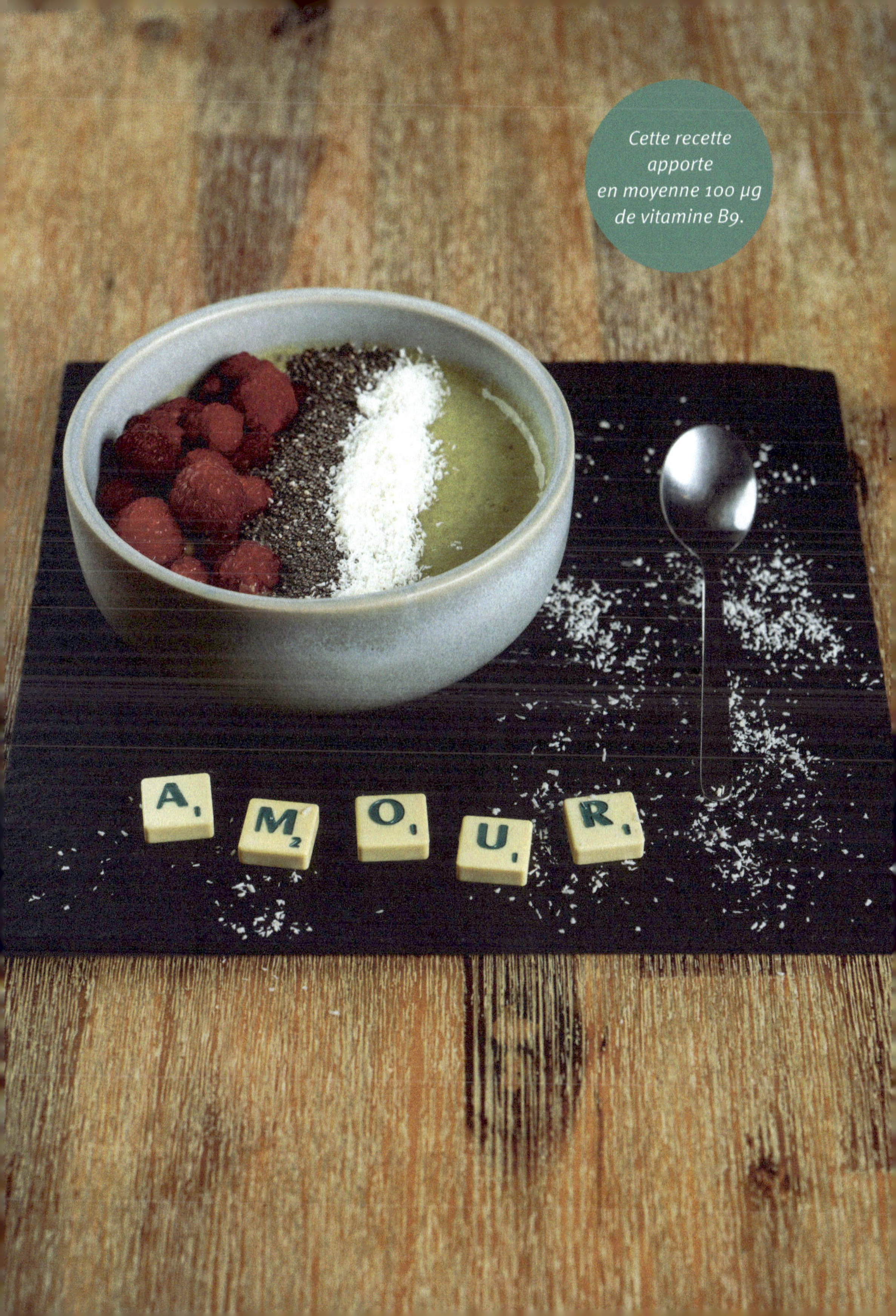

∘∘∘ PAIN EXPRESS D'OLÉAGINEUX ∘∘∘

Ingrédients

- 75 g de poudre d'amande
- 20 g de graines de chia
- 1c. à café de bicarbonate de sodium
- 1 pincée de sel

Préparation

- Mélangez les graines de chia moulues avec 75 ml d'eau fraîche. Laissez reposer quelques minutes le temps qu'un gel se forme.
- Dans un récipient, mélangez la poudre d'amande, le bicarbonate et le sel puis ajoutez les graines de chia réhydratées et mélangez pour obtenir une pâte uniforme.
- Chemisez un grand mug et versez-y la pâte puis tassez bien.
- Placez au micro-onde et chauffez durant 3 minutes à pleine puissance.
- Vous pouvez aussi mettre ce pain dans un petit moule à cake allant au four et enfournez cette préparation durant 15 à 20 minutes à 170 °C.
- Démoulez et coupez en tranches.

À déguster avec un peu de purée de noisette ou d'amande complète et 1 fruit.

L'INFO NUTRITION D'Aliss

CONTRAIREMENT À UN PAIN CLASSIQUE, CE PAIN AUX OLÉAGINEUX NE CONTIENT PAS DE GLUCIDES. IL PERMET AINSI DE NE PAS PERTURBER VOTRE GLYCÉMIE.

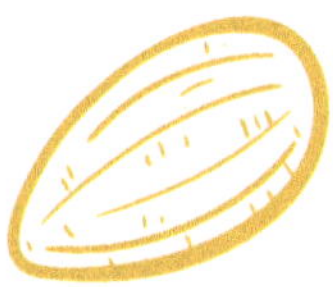

APPORT
pour 1 portion (25 g)

Protéines	4,5 g
Glucides	2 g
Lipides	11 g
Kcal	131

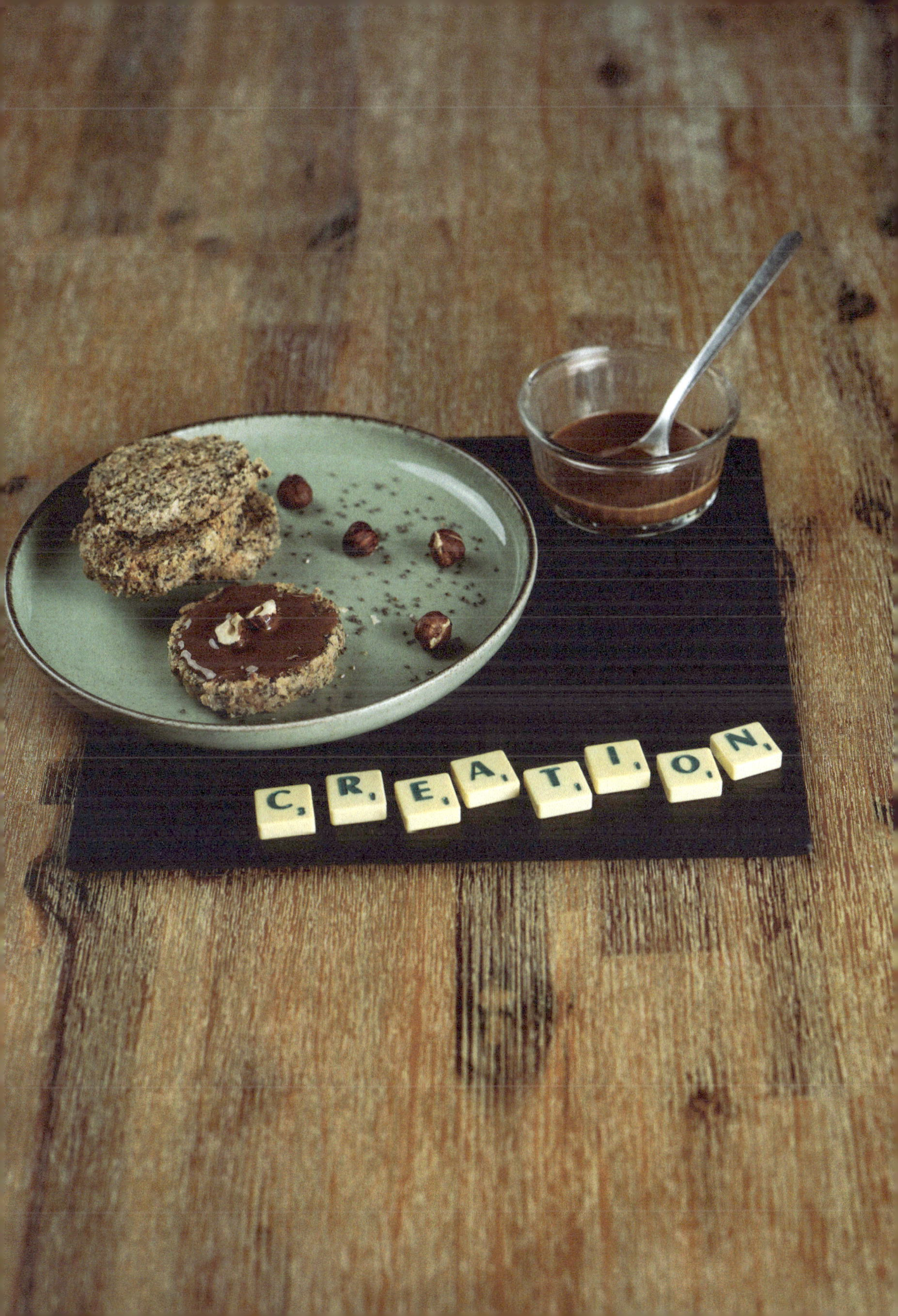
CREATION

AU DÉJEUNER

∘∘∘ PETIT ÉPEAUTRE EN SALADE ∘∘∘
(POUR 2 PERSONNES)

Ingrédients

• 2 escalopes de poulet fermier (environ 240 g) • 4 poignées de pousses d'épinards frais ou de mâche • 100 g (cru) de petit épeautre • 1 échalote • 1/2 grenade • 50 g de feta

Pour l'assaisonnement

• 2 c. à café de moutarde douce • 4 c. à soupe de vinaigre balsamique • 2 c. à soupe d'huile de noix • Quelques gouttes de jus de grenade • Aromates au choix : persil, basilic, thym, estragon

Préparation

- Faites bouillir de l'eau dans une casserole. Pendant ce temps, rincez votre petit épeautre. Lorsque l'eau bout, ajoutez votre épeautre et faites cuire pendant 30 à 40 minutes. Une fois cuit, égouttez et laissez refroidir.
- Pendant ce temps, émincez vos escalopes de poulet. Salez et poivrez-les. Ajoutez les aromates de votre choix : thym, estragon, persil, basilic et placez-les dans un panier vapeur et cuire 15 minutes.
- Coupez la feta en petits dés et réservez au frais.
- Lavez votre grenade, coupez-la en deux. La placer dans un bol avec de l'eau pour mieux retirer les grains.
- Émincez l'échalote et coupez votre figue en fines lamelles.
- Préparez votre sauce en mélangeant la moutarde, le vinaigre, l'huile et le jus de citron.
- Une fois le petit épeautre refroidi, dressez dans deux assiettes creuses : commencez par le petit épeautre puis ajoutez les pousses d'épinards, le poulet, la feta, l'échalote et la figue.
- Assaisonnez et dégustez sans plus attendre.

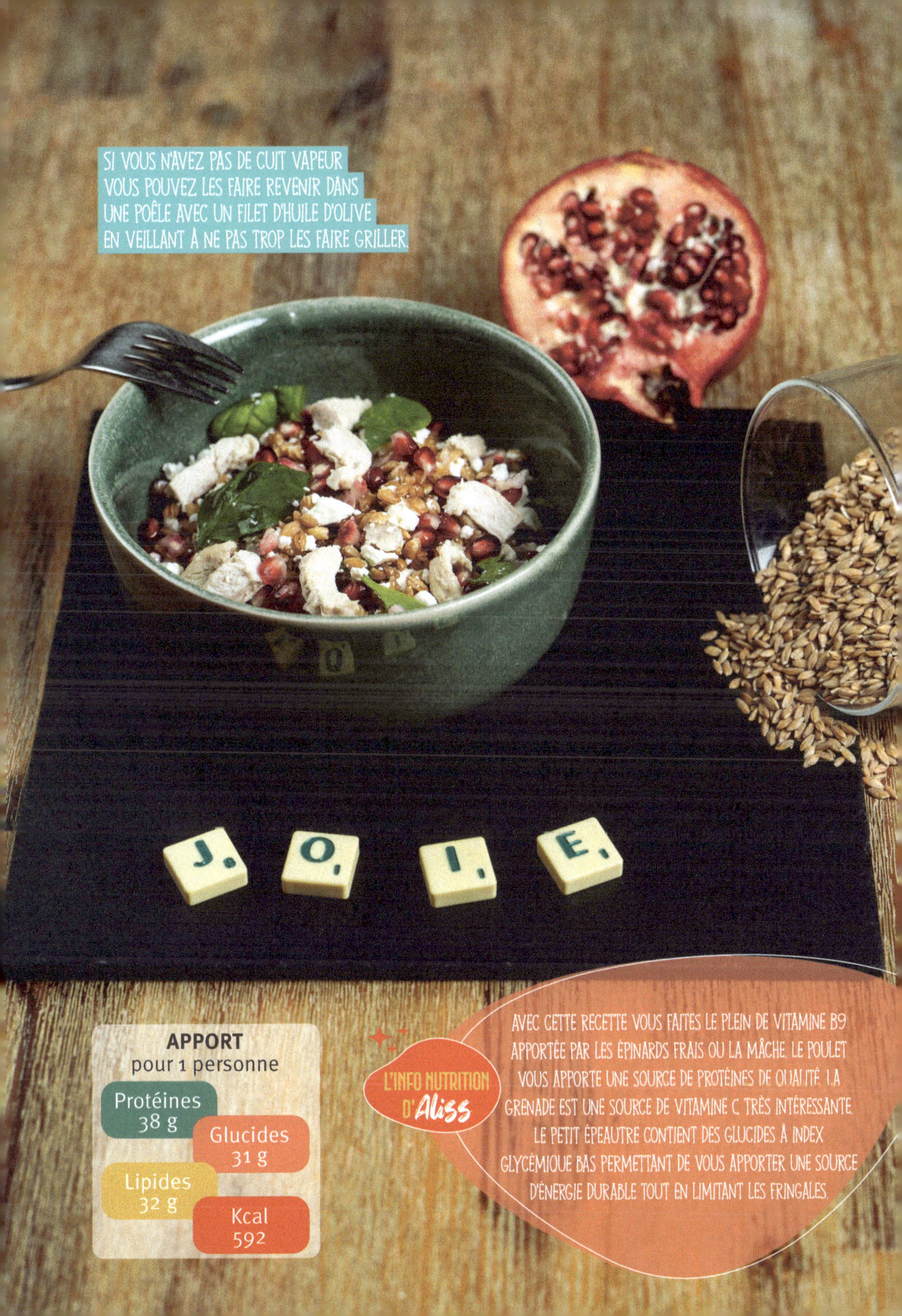

SI VOUS N'AVEZ PAS DE CUIT VAPEUR VOUS POUVEZ LES FAIRE REVENIR DANS UNE POÊLE AVEC UN FILET D'HUILE D'OLIVE EN VEILLANT À NE PAS TROP LES FAIRE GRILLER.

APPORT
pour 1 personne

Protéines	Glucides	Lipides	Kcal
38 g	31 g	32 g	592

L'INFO NUTRITION D'Aliss

AVEC CETTE RECETTE VOUS FAITES LE PLEIN DE VITAMINE B9 APPORTÉE PAR LES ÉPINARDS FRAIS OU LA MÂCHE. LE POULET VOUS APPORTE UNE SOURCE DE PROTÉINES DE QUALITÉ. LA GRENADE EST UNE SOURCE DE VITAMINE C TRÈS INTÉRESSANTE. LE PETIT ÉPEAUTRE CONTIENT DES GLUCIDES À INDEX GLYCÉMIQUE BAS PERMETTANT DE VOUS APPORTER UNE SOURCE D'ÉNERGIE DURABLE TOUT EN LIMITANT LES FRINGALES.

∘∘∘ SALADE DE CREVETTE ∘∘∘
(POUR 2 PERSONNES)

Ingrédients

• Mélange jeunes pousses • 300 g de crevettes cuites • 2 belles poignées de tomates cerises • 1/2 oignon rouge • 1/2 pamplemousse • 1 bocal de fèves edamame • 50 g de feta • Coriandre • Graines de sésame

Pour votre sauce

• 6 c. à soupe d'huile de noix • Citron • 1/4 de c. à café de gingembre • 1 c. à café de miel

Préparation

- Décortiquez vos crevettes et rincez-les à l'eau claire. Ajoutez un filet de citron et réservez.
- Émincez votre oignon. Coupez vos tomates cerises en deux et coupez des lamelles de pamplemousse.
- Préparez votre sauce en mélangeant le miel, le citron, le gingembre et l'huile d'olive.
- Mettez quelques fèves edamame dans une passoire et les passer sous l'eau pour les rincer.
- Dressez dans des assiettes. Commencez par une belle poignée de mélange jeunes pousses. Ajoutez ensuite votre oignon émincé, vos tomates cerises, votre pamplemousse, vos fèves et vos crevettes.
- Émiettez votre feta, ajoutez un peu de coriandre et de graines de sésame.
- Ajoutez la sauce et dégustez !

L'INFO NUTRITION D'Aliss

CETTE RECETTE À BASE DE VÉGÉTAUX EST RICHE EN ANTIOXYDANTS ET EN FIBRES. LES CREVETTES SONT UNE SOURCE INTÉRESSANTE DE CHOLINE, D'IODE ET DE ZINC.

APPORT
pour 1 personne

Protéines	Glucides	Lipides	Kcal
25 g	11 g	23 g	352

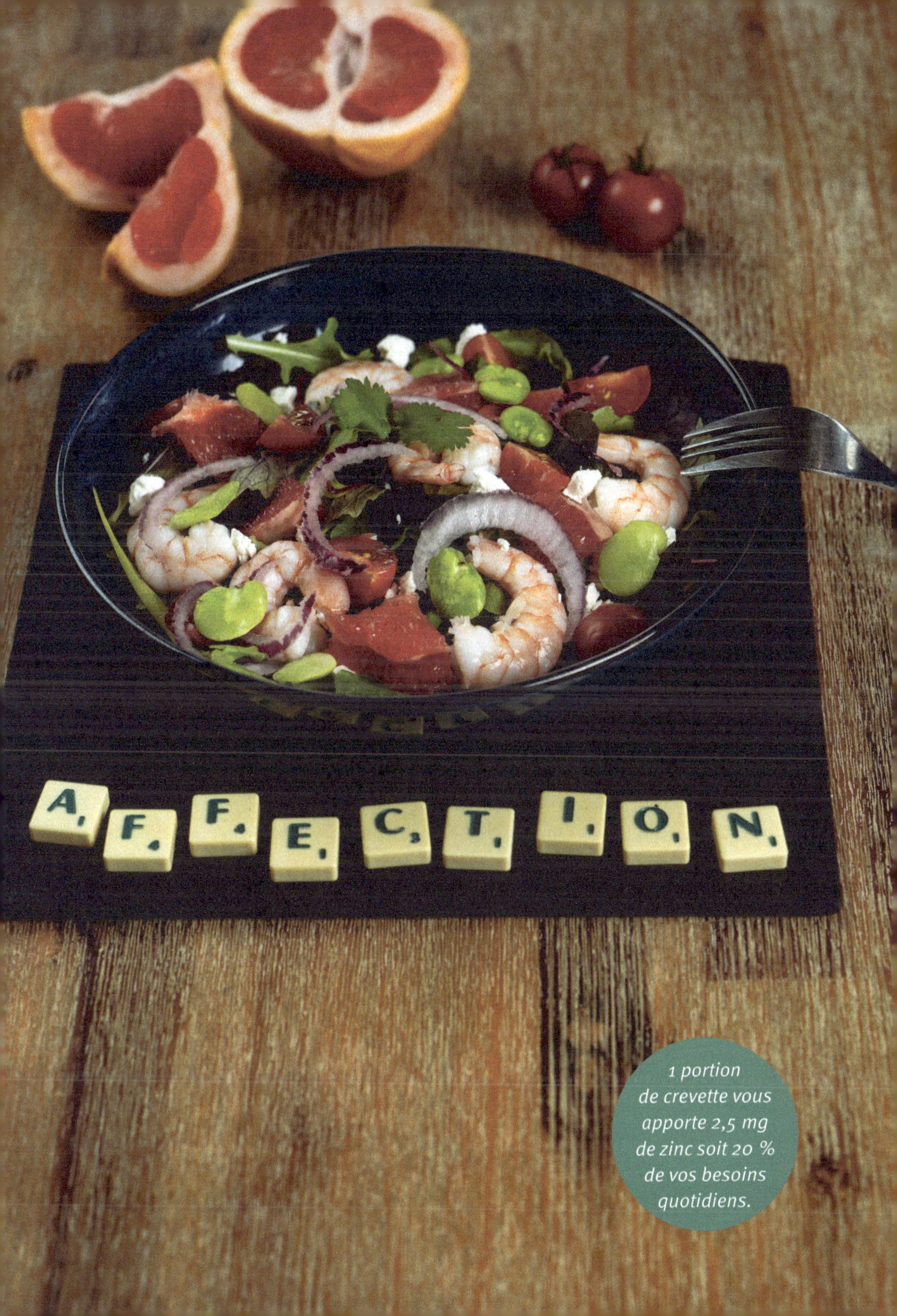

1 portion de crevette vous apporte 2,5 mg de zinc soit 20 % de vos besoins quotidiens.

À LA COLLATION

°°° COOKIES CHOCO-NOISETTES °°°
(POUR 4-5 COOKIES)

Ingrédients

• 50 g de farine de sarrasin • 10 g de poudre de noisettes • 10 g de sucre de canne • 20 g de compote de pomme sans sucres ajoutés
• 30 g de purée de noisettes • 10 g de chocolat noir (75 % de cacao) • 1 poignée de noisette • 1 pincée de bicarbonate alimentaire

Préparation

- Préchauffez votre four à 180 °C.
- Dans un bol, mélangez la farine, le sucre, la poudre de noisette et le bicarbonate. Ajoutez ensuite la compote de pomme et la purée de noisette. Mélangez avec une cuillère en bois jusqu'à obtenir une pâte lisse et homogène.
- Avec la pâte formez 4 à 5 boules uniformes.
- Coupez grossièrement vos noisettes et votre chocolat noir.
- Sur une plaque recouverte de papier cuisson, déposez les boules et aplatissez-les. Ajoutez ensuite vos noisettes concassées et vos morceaux de chocolat sur chaque cookie.
- Enfournez 15 minutes à chaleur tournante.

L'INFO NUTRITION D'Aliss

LA FARINE DE SARRASIN PERMET DE DIMINUER L'INDEX GLYCÉMIQUE DE CE COOKIE ET DE LUI OFFRIR DAVANTAGE DE MAGNÉSIUM QU'UNE FARINE CLASSIQUE. EN PLUS D'ÊTRE CROQUANT ET GOURMAND, CE COOKIE VOUS APPORTE DES GRAISSES DE MEILLEURE QUALITÉ QU'UN COOKIE CLASSIQUE PUISQU'IL NE CONTIENT PAS DE BEURRE.

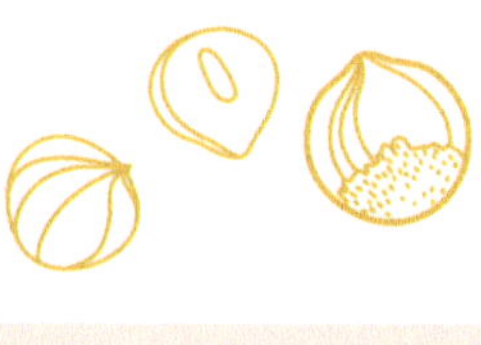

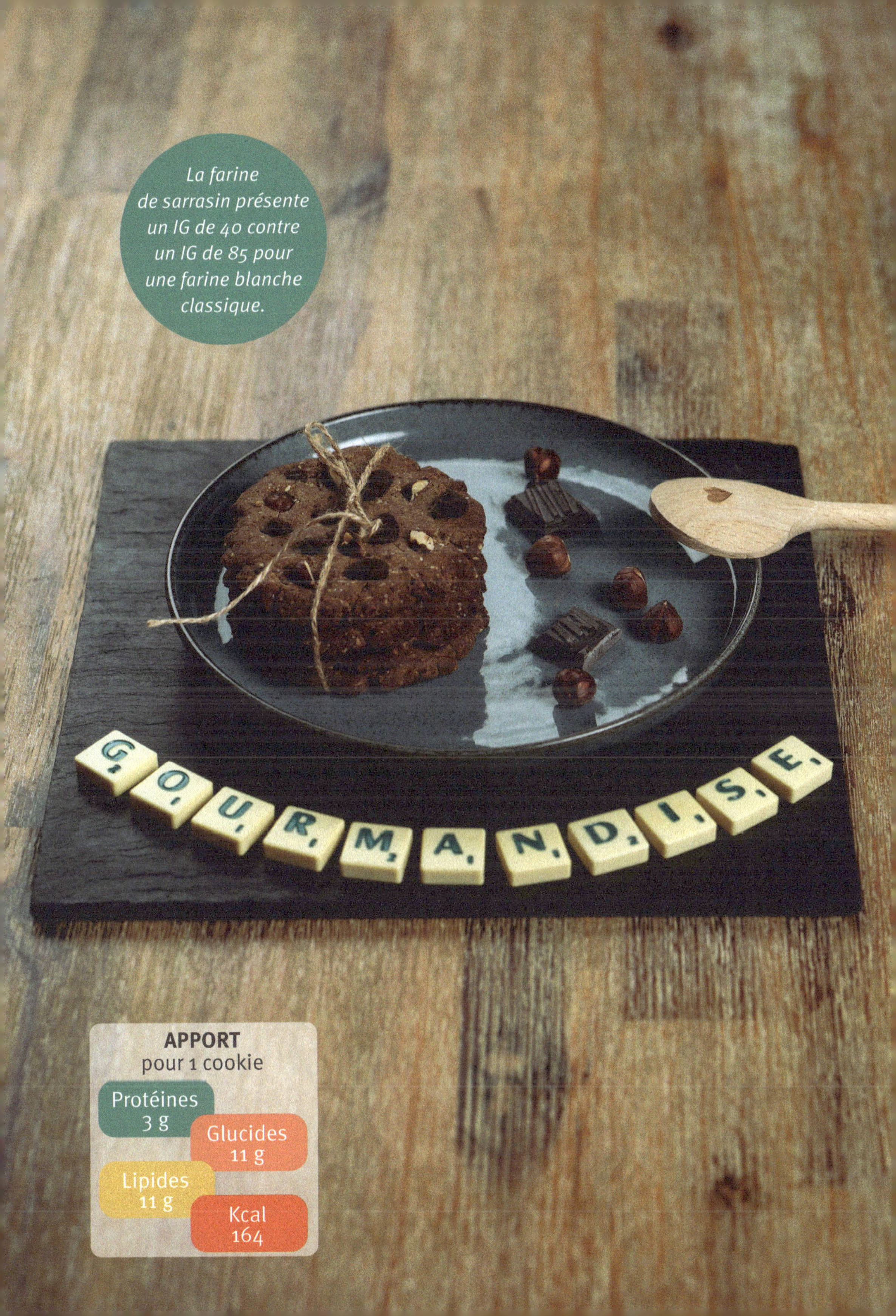

La farine de sarrasin présente un IG de 40 contre un IG de 85 pour une farine blanche classique.

APPORT
pour 1 cookie

Protéines
3 g

Glucides
11 g

Lipides
11 g

Kcal
164

ooo QUINOSLI ooo

Ingrédients

● 140 g de quinoa cru ● 80 g de flocons d'avoine ● 100 g de noix de cajou ● 100 g de noisette ● 2 c. à soupe de cacao en poudre (100 %) ● 20 g d'huile de noisette ● 30 g d'huile de coco ● 2 c. à café de miel foncé ● 3 poignées de raisins secs ou cranberries séchées

Préparation

- Préchauffez votre four à 180 °C.
- Faites bouillir un grand volume d'eau dans une casserole.
- Rincez votre quinoa dans une passoire. Une fois l'eau à ébullition, faites cuire le quinoa durant 15 minutes puis égouttez-le et laissez refroidir.
- Pendant ce temps, concassez vos noix de cajou et vos noisettes.
- Dans un grand saladier, placez les flocons d'avoine, les oléagineux, le cacao en poudre, l'huile de noisette, l'huile de coco et mélangez. Ajoutez ensuite votre quinoa refroidi.
- Placez le mélange sur une plaque recouverte de papier cuisson et enfournez durant 30 minutes. Mélangez toutes les 10 minutes pour une cuisson uniforme.
- Une fois cuit, sortez du four et laissez refroidir. Ajoutez ensuite les fruits secs.

ASTUCES : POUR UNE COLLATION SAINE ET CROQUANTE, CONSOMMEZ UN PEU DE CE MUESLI DANS UN BOL DE FROMAGE BLANC DE BREBIS AVEC QUELQUES MORCEAUX DE FRUITS FRAIS.

L'INFO NUTRITION D'Aliss

S'ACCORDER UN GOÛTER SUCRÉ VERS 16 H-17 H OPTIMISE LA FABRICATION DE SÉROTONINE, NEUROMÉDIATEUR DU CALME, DU BIEN-ÊTRE, DE L'APAISEMENT ET DE LA PRÉPARATION AU SOMMEIL...

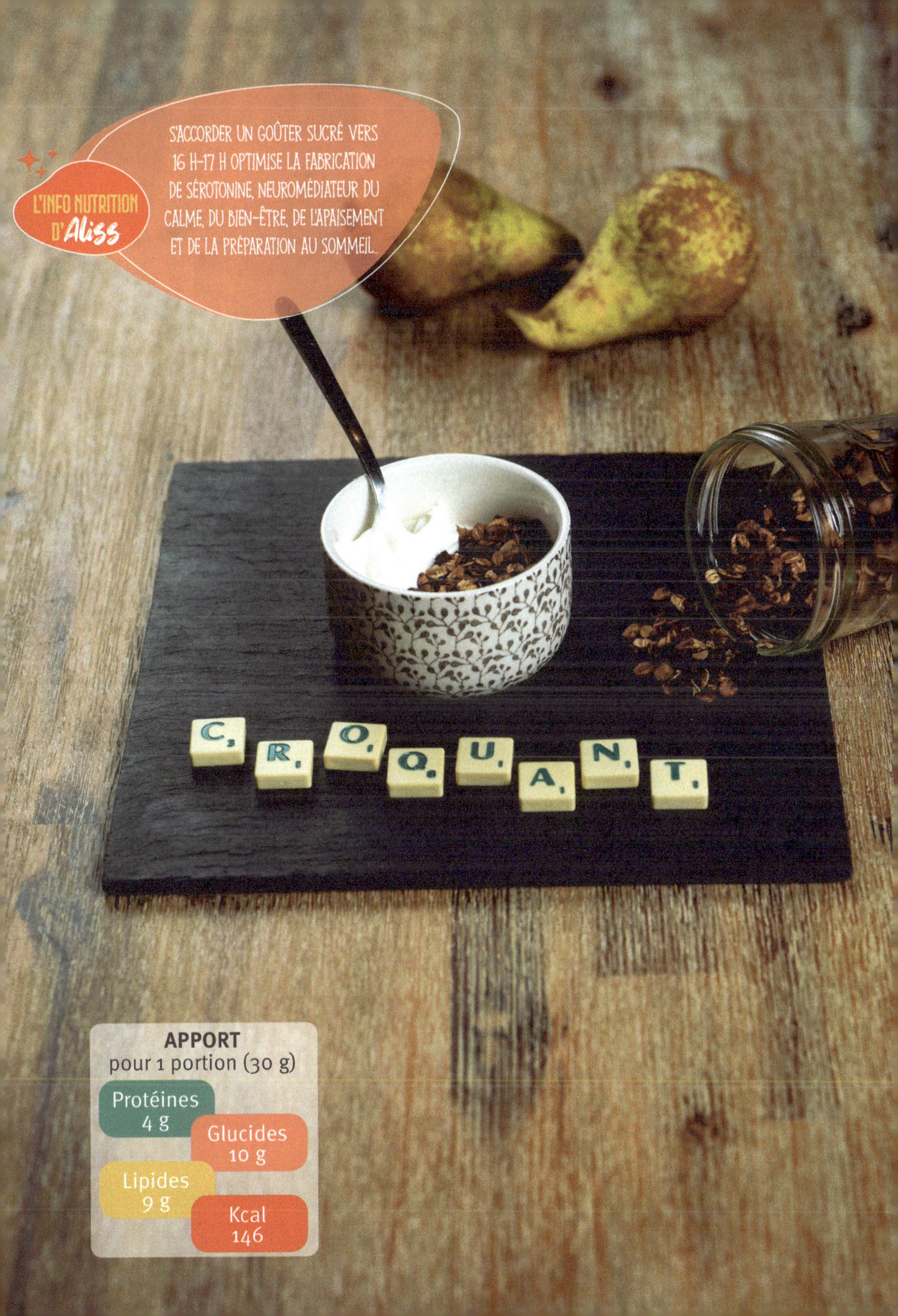

APPORT
pour 1 portion (30 g)

Protéines	4 g
Glucides	10 g
Lipides	9 g
Kcal	146

Au dîner

◦◦◦ VÉGÉBOWL ◦◦◦
(POUR 2 PERSONNES)

Ingrédients

• 1 patate douce • 1 petit brocoli • 200 g de tofu fumé • 1 carotte • 1 pomme • 2 poignées de noix • 1/2 oignon violet • Graines de sésame • Paprika • Jus de citron

Pour l'assaisonnement

• 3 c. à soupe d'huile de colza • 4 c. à soupe de vinaigre de cidre • 1 c. à café de moutarde • 1 c. à soupe de miel

Préparation

- Préchauffez votre four à 200 °C.
- Épluchez et coupez la patate douce en petits dés et placez-les dans un grand bol. Assaisonnez-les avec un filet d'huile d'olive et un peu de paprika. Placez-les sur une plaque recouverte de papier cuisson et enfournez 40 à 45 minutes.
- Pendant ce temps, lavez et coupez en fleurette votre brocoli puis placez-le dans un cuit vapeur pendant 20 minutes.
- Coupez le tofu en cubes. Ajoutez un filet d'huile d'olive dans une poêle et faites-y revenir votre tofu pendant quelques minutes.
- Épluchez votre carotte et réalisez des tagliatelles avec un économe. Émincez finement votre oignon.
- Placez-les dans un bol avec un peu d'huile et des graines de sésame et réservez au frais.
- Épluchez et coupez la pomme en fines lamelles puis l'arroser d'un filet de jus de citron.
- Réalisez votre vinaigrette. Pour cela, mélangez la moutarde, le vinaigre et le miel puis ajoutez l'huile et réservez au frais.
- Lorsque les dés de patates douces sont cuits ainsi que le brocoli, laissez refroidir.
- Dressez les différents ingrédients dans des assiettes creuses et ajoutez une poignée de noix. Assaisonnez à votre convenance.

Même s'il est conseillé de limiter la consommation de soja durant la grossesse, celle-ci n'est pas interdite. Le tofu ou encore le tempeh (produit à base de soja fermenté) sont des alternatives végétales intéressantes pour vos dîners.

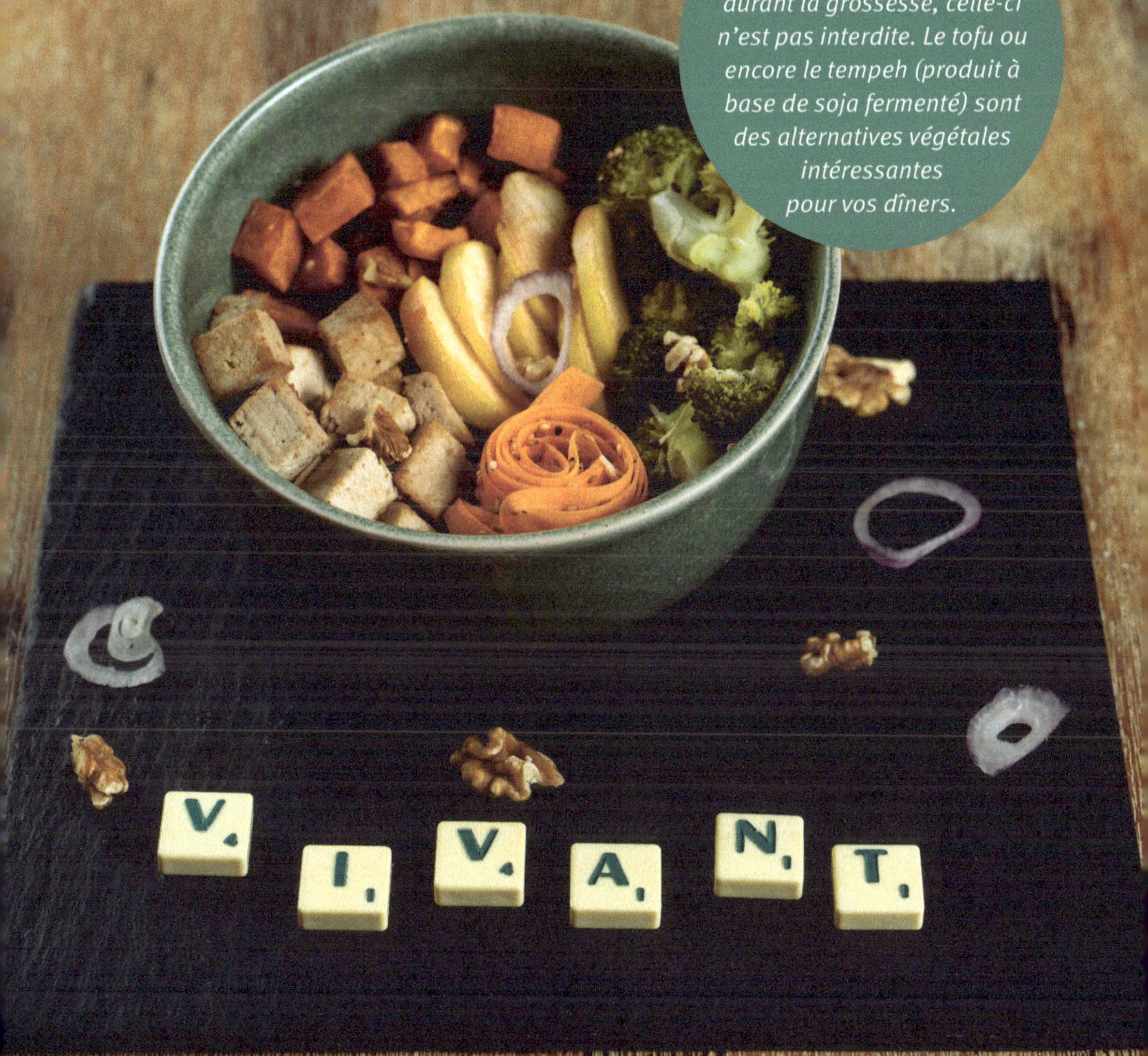

APPORT
pour 1 personne

Protéines	14 g
Glucides	42 g
Lipides	22 g
Kcal	430

L'INFO NUTRITION D'*Aliss*

CE DÎNER RESPECTE LA CHRONOBIOLOGIE ALIMENTAIRE PUISQU'IL EST À DOMINANTE VÉGÉTALE. IL PERMET ALORS D'APPORTER DU TRYPTOPHANE FAVORISANT LA SÉCRÉTION DE SÉROTONINE ET DE MÉLATONINE NÉCESSAIRE À UN ENDORMISSEMENT SEREIN.

ooo CRÊPES AUX ÉPINARDS ooo
(POUR 5 GRANDES CRÊPES)

Ingrédients

● 250 g de farine T110 à T150 ● 100 g de pousses d'épinards frais ● 250 ml de lait (de vache ou végétal selon vos habitudes) ● 200 ml d'eau ● 3 œufs d'origine biologique ● 2 c. à soupe d'huile d'olive ● 1/2 c. à café de cumin en poudre ● 1 pincée de sel

Préparation

- Lavez les feuilles d'épinards et placez-les dans un blender avec le lait et l'eau. Mixez jusqu'à obtenir une pâte bien lisse et homogène.
- Cassez vos œufs dans un bol et les battre en omelette.
- Dans un grand bol, versez votre mélange lait/épinards, ajoutez les œufs, l'huile d'olive, la pincée de sel et le cumin. Mélangez.
- Ajoutez la moitié de la farine et mélangez. Versez le reste de farine et mélangez jusqu'à obtenir une pâte homogène. Laissez reposer 30 minutes au réfrigérateur.
- Faites chauffer un peu d'huile dans une poêle anti-adhésive. Quand la poêle est bien chaude, versez une louche de pâte au centre. Laissez cuire quelques minutes, jusqu'à ce que des bulles apparaissent en surface. Puis retournez la crêpe et faites cuire sur l'autre face.
- Retirez la crêpe de la poêle et répétez l'opération jusqu'à épuisement de la pâte.
- Dégustez tiède avec un peu de fromage de brebis ou de chèvre frais, quelques noix et des pousses d'épinards fraîches.

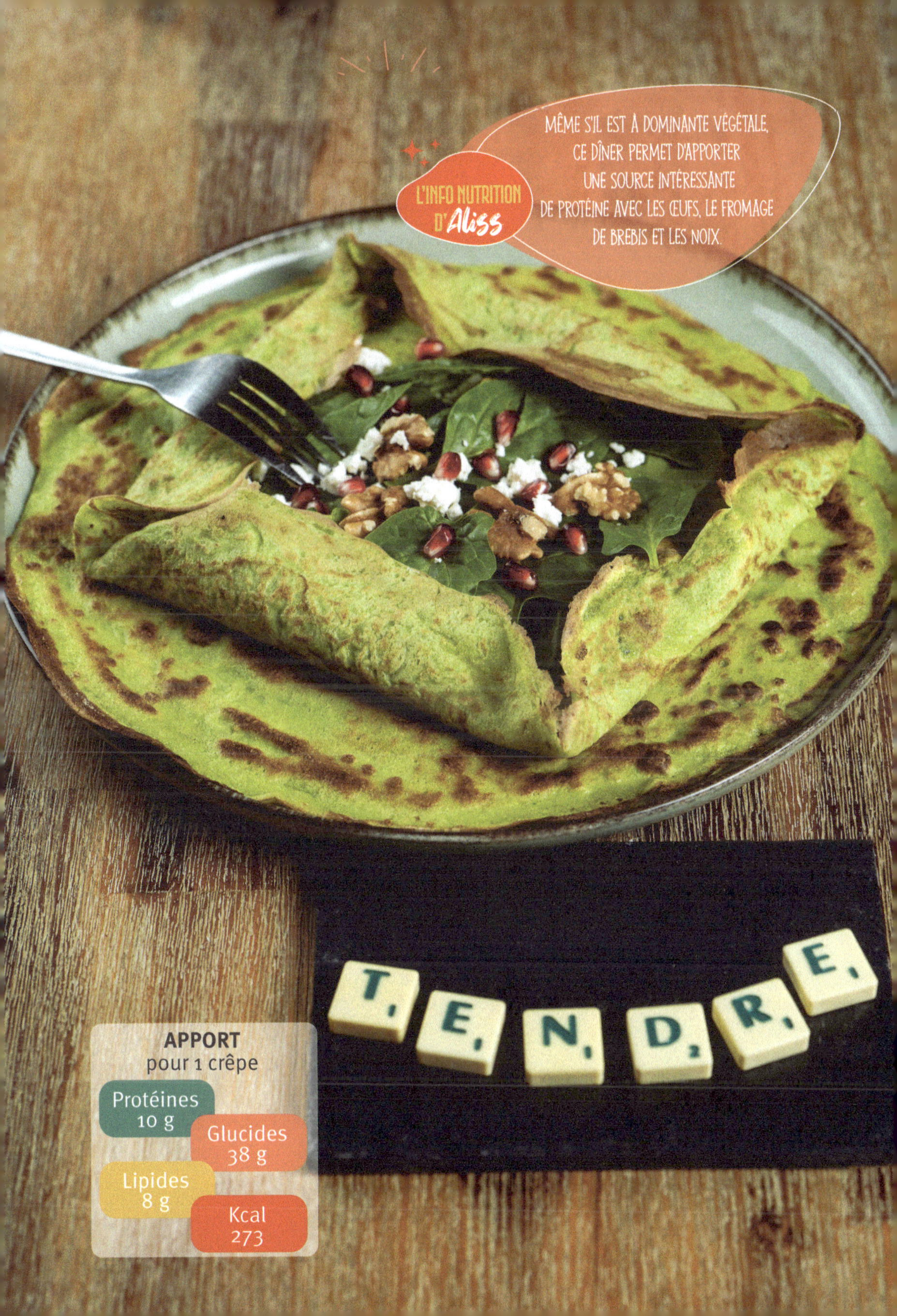

L'INFO NUTRITION D'Aliss

MÊME S'IL EST À DOMINANTE VÉGÉTALE, CE DÎNER PERMET D'APPORTER UNE SOURCE INTÉRESSANTE DE PROTÉINE AVEC LES ŒUFS, LE FROMAGE DE BREBIS ET LES NOIX.

APPORT
pour 1 crêpe

- Protéines 10 g
- Glucides 38 g
- Lipides 8 g
- Kcal 273

LE 2^{E} TRIMESTRE

Au cours du second trimestre, vos besoins énergétiques quotidiens sont légèrement plus importants qu'au début de votre grossesse (+260 kcal). Une alimentation de qualité permet de réduire les risques de diabète gestationnel (voir mes conseils page 24 à ce propos), d'éviter une prise de poids trop importante et d'installer un environnement nutritionnel propice à une croissance optimale de votre futur bébé. Certains micronutriments sont particulièrement importants en seconde partie de grossesse, notamment le fer, la vitamine D, les oméga-3 ou encore la choline.

Des besoins accrus en oméga-3

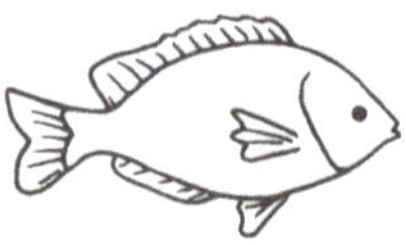

Les besoins en graisses augmentent fortement au cours de la grossesse. Ils représentent 35 à 40 % de vos besoins énergétiques, notamment pour répondre au développement des nouveaux tissus (les vôtres et ceux de votre bébé) et à la mise en réserve d'énergie en vue de l'allaitement. Au-delà de l'aspect quantitatif, la qualité des graisses est essentielle et en particulier l'apport d'oméga-3 car le corps ne sait pas les fabriquer, ils doivent donc être apportés par l'alimentation.

Les omégas-3 sont des acides gras polyinsaturés présents essentiellement sous 3 formes :

- l'acide alpha linolénique (ALA) d'origine végétale abondant dans l'huile de colza, de lin, de cameline ou encore de noix.
- l'acide eicosapentaénoïque (EPA) et l'acide docosahéxaénoïque (DHA) contenus dans les graisses d'origine marine (sardines, maquereaux, anchois, saumon).

Le DHA est particulièrement nécessaire au développement du système nerveux de votre bébé, de la rétine de ses yeux et des membranes de toutes ses cellules. Par ailleurs, ces acides gras à longue chaîne (EPA et DHA) produisent des composés agissant de manière positive sur la production de cytokines visant à diminuer l'inflammation. Une carence d'apport en ces acides gras essentiels augmente fortement les risques de troubles neurologiques, cardiovasculaires et immunitaires parfois irréversibles, ainsi que les risques de dépression post-partum.

Votre futur bébé va puiser dans vos réserves au cours de la grossesse pour répondre à ses besoins importants, justifiant donc que votre alimentation soit suffisamment riche en DHA et en EPA (250 mg de chaque par jour).

En pratique :

- Consommez des **petits poissons gras** : sardines, maquereaux, anchois 2 fois/semaine.
- Consommez des **œufs** d'origine biologique, comportant le **label Bleu-Blanc-Cœur.**
- Assaisonnez quotidiennement votre assiette avec 2 à 3 cuillères à soupe **d'huile crue** de qualité d'origine biologique, extraite à froid (colza, noix, lin, cameline).
- Consommez une **poignée de noix** par jour (de préférence d'origine biologique et locale).

L'INFO NUTRITION D'Aliss

L'AUGMENTATION DE LA CONSOMMATION D'ALIMENTS GRAS PERMET D'ACCROÎTRE LES APPORTS EN VITAMINES LIPOSOLUBLES (VITAMINES A, D, E, K, CAROTÉNOÏDES, ETC.)

Les omégas-3 étant particulièrement fragiles, notamment à la lumière et à la chaleur, il est essentiel de respecter certaines recommandations quant au stockage, à la conservation et leur consommation.

Ainsi :

- Privilégiez une **cuisson vapeur** pour vos poissons ainsi qu'une marinade à base de végétaux.
- **Marinez vos poissons** pour limiter le risque de peroxydation lipidique.
- **Conservez vos huiles** (colza, lin, noix, cameline) à **l'abri de la lumière et de la chaleur** voire au réfrigérateur et consommez-les rapidement après ouverture.
- **Conservez vos noix dans un bocal à l'abri de la lumière et de toute source de chaleur** et évitez de les faire griller.

L'importance de la choline

La choline est une vitamine du groupe B nécessaire à votre santé et au développement de votre futur bébé. Durant votre grossesse, vos besoins en choline augmentent considérablement car votre futur bébé accumule cette vitamine aux dépens de vos propres réserves. Ce nutriment essentiel est un précurseur d'un neurotransmetteur majeur qui intervient dans le traitement et le stockage des souvenirs : l'acétylcholine. Certaines études montrent que la consommation de choline durant la grossesse a des conséquences positives sur le développement cérébral de votre futur bébé mais aussi sur la diminution du risque de développer des maladies chroniques à l'âge adulte.

Il est donc essentiel d'avoir une alimentation variée et équilibrée permettant de combler les besoins quotidiens en choline (voir page 115 pour plus d'informations sur la choline).

LES RECETTES DU 2E TRIMESTRE AU FIL VOTRE JOURNÉE

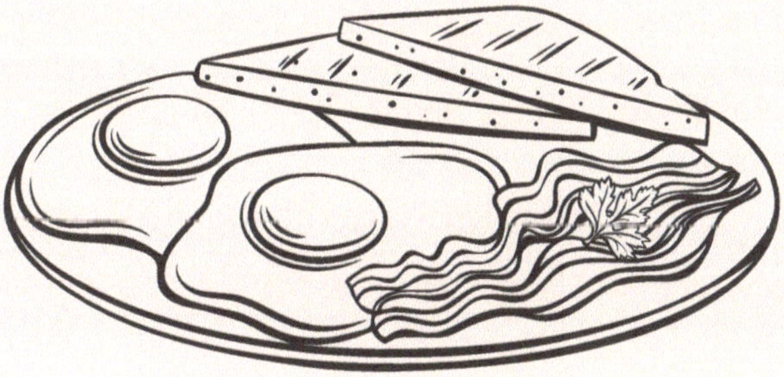

AU PETIT DÉJEUNER

◦◦◦ OMELETTE ET TARTINES D'AVOCAT ◦◦◦
(POUR 1 PERSONNE)

Ingrédients

- 2 œufs d'origine biologique • 1/2 avocat • Sel/poivre
- Ciboulette • Huile d'olive • Filet de jus de citron

Préparation

- Cassez les œufs dans un bol et les battre en omelette. Salez et poivrez à votre convenance.
- Faites chauffer une poêle avec un filet d'huile d'olive. Attendez que votre poêle soit bien chaude (mais ne laissez pas fumer votre huile) et ajoutez les œufs battus puis couvrez. Laissez cuire quelques minutes puis retournez votre omelette.
- Pendant ce temps, écrasez votre demi-avocat à la fourchette sur une assiette. Ajoutez un filet de jus de citron pour éviter qu'il noircisse. Salez et poivrez.
- Tartinez votre avocat sur une tranche de pain au levain et ajoutez un peu d'omelette. Ajoutez quelques brins de ciboulette.

L'INFO NUTRITION D'Aliss

LES ŒUFS SONT UNE SOURCE INTÉRESSANTE DE CHOLINE ET DE CAROTÉNOÏDES ANTIOXYDANTS. CETTE RECETTE PERMET PAR AILLEURS DE RÉPONDRE À LA CHRONOBIOLOGIE ALIMENTAIRE PUISQU'ELLE EST RICHE EN PROTÉINE FAVORISANT AINSI LA PRODUCTION DE DOPAMINE.

APPORT
pour 2 tartines

Protéines	Glucides	Lipides	Kcal
19 g	28 g	21 g	374

Cette recette vous apporte en moyenne 15 g de protéines, ce qui représente un quart des besoins quotidiens à cette période.

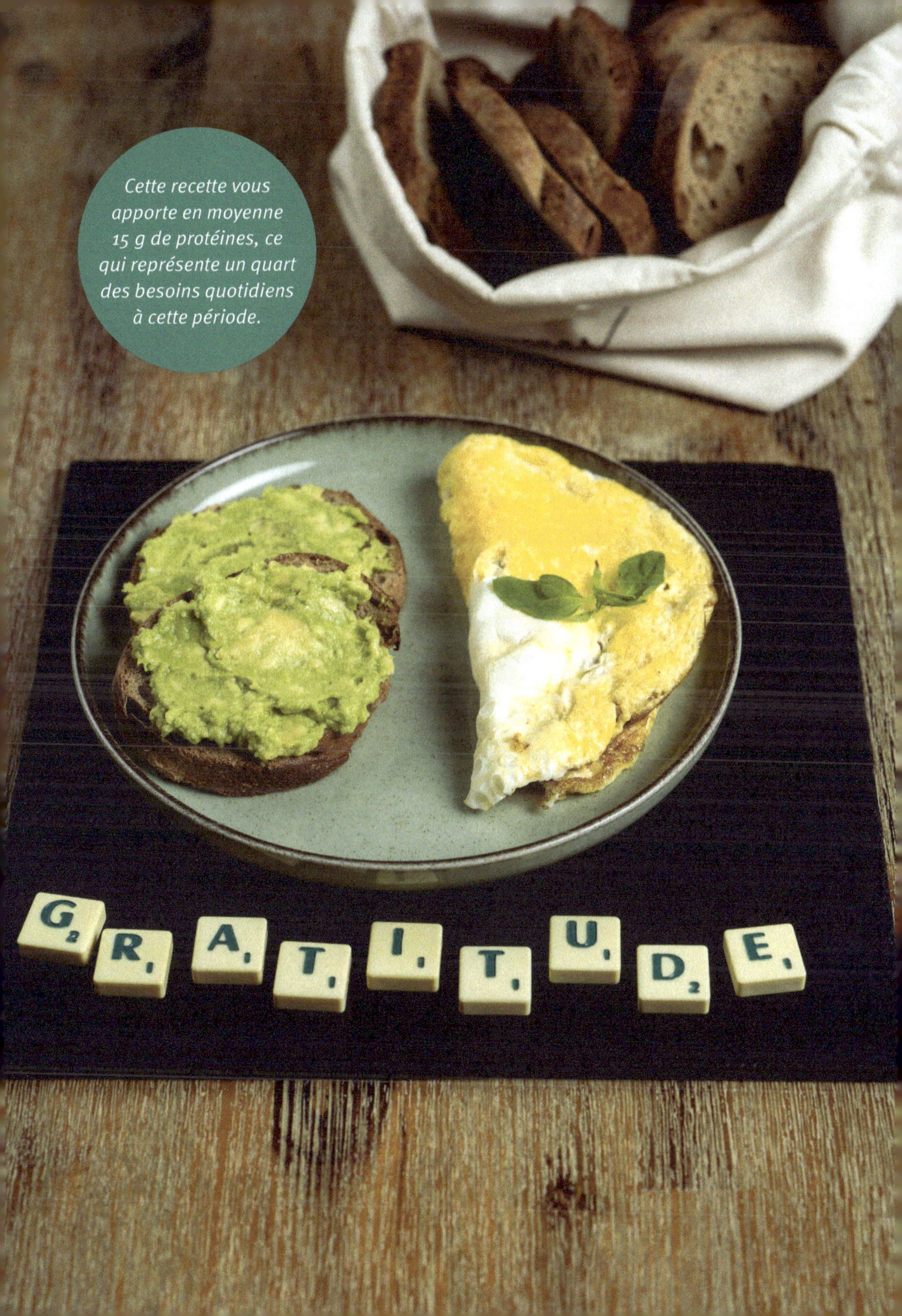

∘∘∘ PORRIDGE GOURMAND ∘∘∘
(POUR 1 PERSONNE)

Ingrédients

• 30 g de petits flocons d'avoine • 200 ml de lait (de vache ou végétal selon vos préférences) • 1c. à café de miel foncé • 1 fruit de saison au choix (poire, pomme, banane, fruits rouges, etc.) • 1 poignée de noix, noisette ou amande (non grillées et non salées)

Préparation

- Dans une casserole placez les flocons d'avoine, le lait et le miel. Chauffez à feu très doux pendant 10 minutes tout en remuant.
- Lavez votre fruit et coupez-le en petits morceaux. Concassez les oléagineux à l'aide d'un couteau.
- Une fois le porridge épaissi, placez-le dans un bol et dressez avec le fruit et les oléagineux.

L'INFO NUTRITION D'Aliss

RICHES EN FIBRES, EN PROTÉINES, EN MAGNÉSIUM ET EN POTASSIUM, LES FLOCONS D'AVOINE SONT DE VRAIS ALLIÉS DE VOTRE GROSSESSE. CETTE RECETTE VOUS PERMETTRA DE BIEN DÉMARRER VOTRE JOURNÉE EN FAISANT LE PLEIN DE BONS NUTRIMENTS.

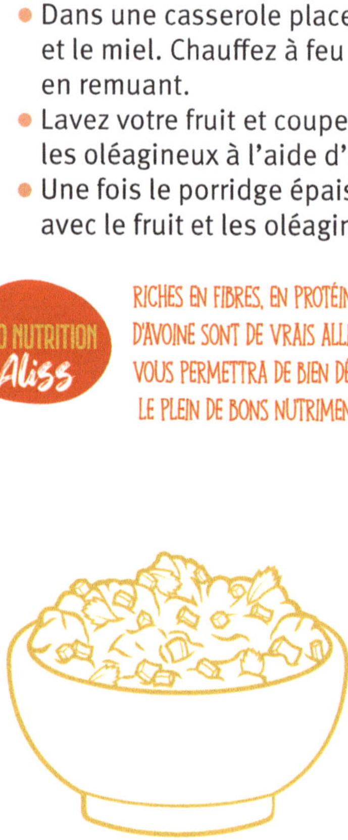

APPORT

Protéines 13 g

Glucides 47 g

Lipides 12 g

Kcal 355

30 g de flocons d'avoine c'est 45 mg de magnésium, 113 mg de potassium, 4 g de protéines et 3 g de fibres. Vous associez à cela un fruit et les oléagineux et vous obtenez un petit déjeuner complet.

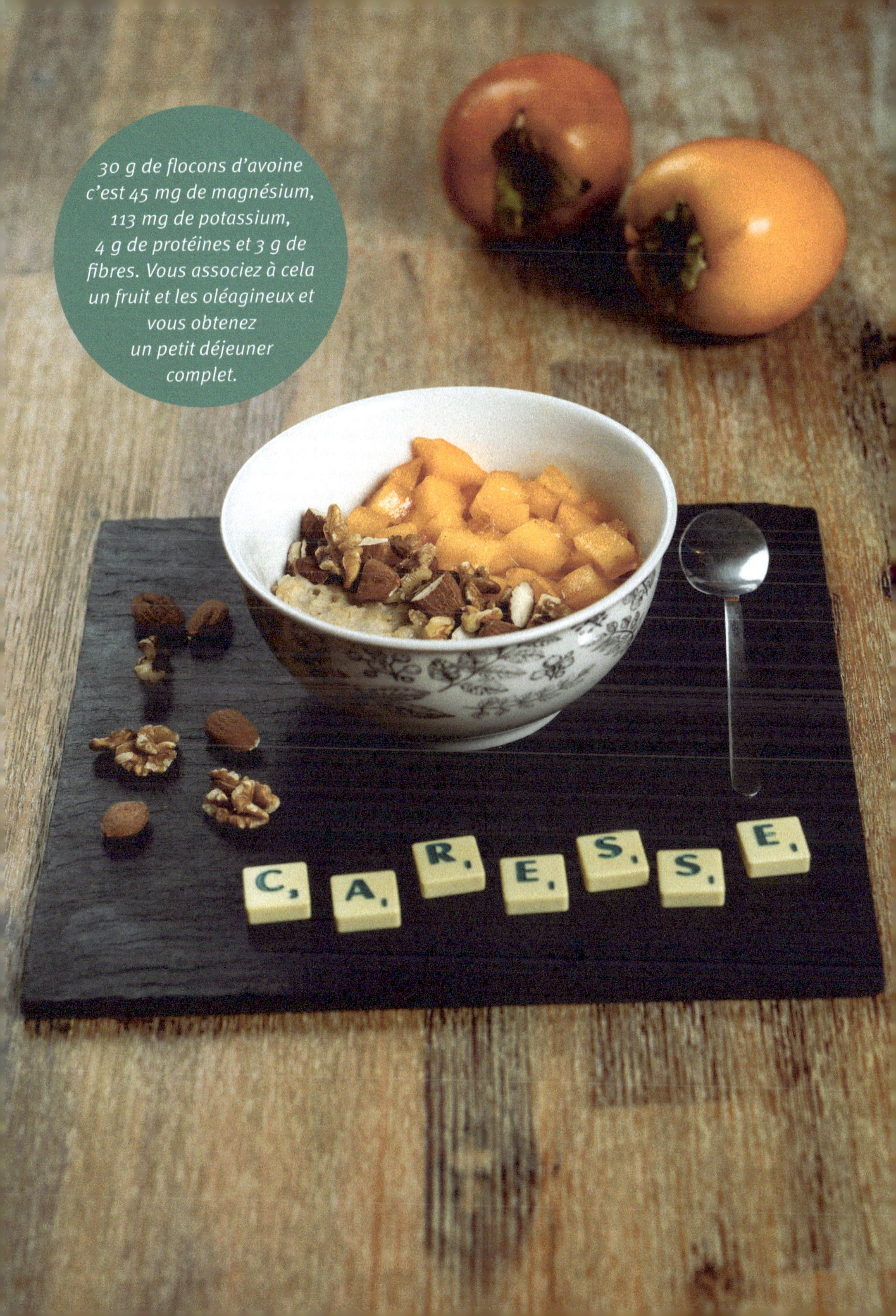

AU DÉJEUNER

∘∘∘ SAUMON À LA VAPEUR ∘∘∘
(POUR 2 PERSONNES)

Ingrédients

● 2 pavés de saumon ● 10 tomates cerises ● 1 poignée de pignons de pin ● 1 gousse d'ail ● 2 c. à soupe d'huile d'olive ● Sel/poivre ● Basilic

Préparation

- Déposez un pavé de saumon sur un carré de papier sulfurisé. Ajoutez la moitié des tomates cerises coupées en deux. Hachez finement votre ail et votre basilic et ajoutez-en la moitié à votre saumon.
- Salez et poivrez à votre convenance et ajoutez 1 c. à soupe d'huile d'olive. Fermez votre papillote et placez-la dans un cuit vapeur. Renouvelez l'opération pour le second pavé de saumon.

L'INFO NUTRITION D'Aliss

LE SAUMON CONSTITUE UN APPORT INTÉRESSANT DE VITAMINE D ET D'ACIDES GRAS ESSENTIELS (EPA ET DHA). LA CUISSON VAPEUR DEMEURE LA MEILLEURE SOLUTION POUR PRÉSERVER LES OMÉGAS-3 DE VOTRE SAUMON PAR AILLEURS, N'UTILISEZ JAMAIS D'ALUMINIUM POUR VOS PAPILLOTES, DES PARTICULES TOXIQUES PEUVENT MIGRER À L'INTÉRIEUR DE VOS ALIMENTS, PRÉFÉREZ ALORS DES FEUILLES DE PAPIER CUISSON

APPORT
pour 1 saumon + 1 portion de riz

Protéines 33 g
Glucides 42 g
Lipides 26 g
Kcal 546

ASTUCES : ACCOMPAGNEZ VOTRE SAUMON D'UNE PORTION DE RIZ BRUN OU DE RIZ SAUVAGE

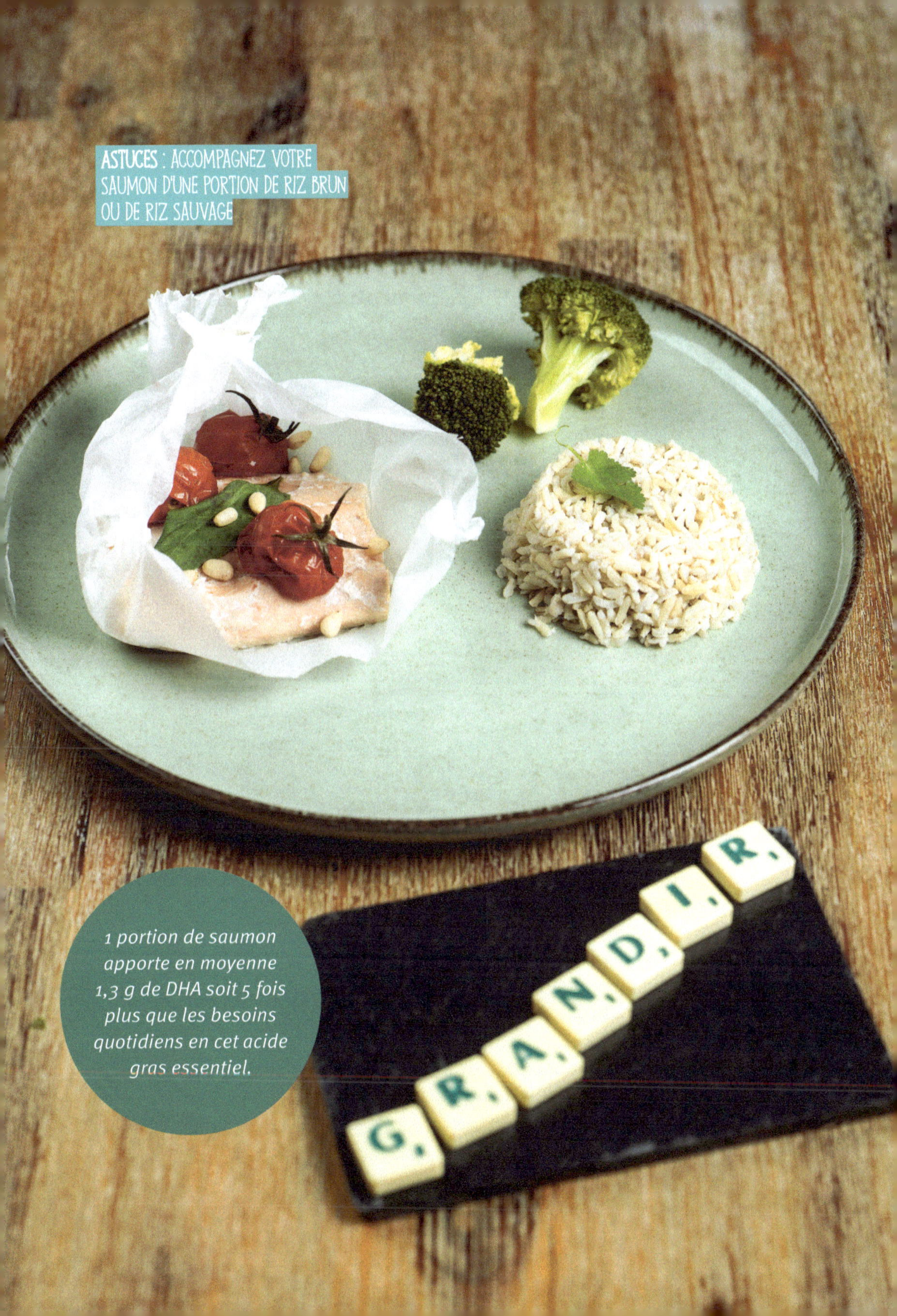

1 portion de saumon apporte en moyenne 1,3 g de DHA soit 5 fois plus que les besoins quotidiens en cet acide gras essentiel.

∘∘∘ BOWLCAKE SALÉ ∘∘∘
(POUR 1 PERSONNE)

Ingrédients

• 1 œuf • 40 g de flocons d'avoine • 3 c. à soupe de boisson végétale (avoine, amande, etc.) • 3 tomates cerises coupées • 20 g de feta • ½ tranche de jambon sans sel nitrité • 1 pincée de levure chimique • Sel/poivre • Basilic

Préparation

- Dans un grand saladier, mélangez les flocons d'avoine, la levure, le lait et l'œuf.
- Coupez votre jambon en petits dés, vos tomates cerises en quartiers et émiettez votre feta puis ajoutez-les au mélange.
- Salez et poivrez à votre convenance puis ajoutez un peu de basilic.
- Versez le tout dans un bol et placez-le dans le panier de votre cuit vapeur et laissez cuire 30 minutes.

L'INFO NUTRITION D'Aliss

FACILE, RAPIDE, RICHE EN PROTÉINE ET EN GLUCIDE DE QUALITÉ, CETTE RECETTE DE BOWLCAKE CONSTITUE UN DÉJEUNER COMPLET, ADAPTÉ À VOS BESOINS. ET EN PRIME, LA CUISSON VAPEUR PERMET DE PRÉSERVER LES VITAMINES ET MINÉRAUX ESSENTIELS.

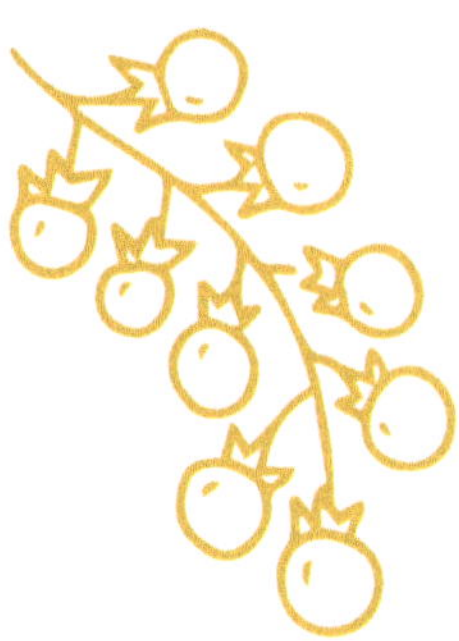

APPORT

Protéines 27 g

Glucides 24 g

Lipides 14 g

Kcal 333

ASTUCES : N'HÉSITEZ PAS À VARIER LES INGRÉDIENTS DE VOTRE BOWLCAKE : SAUMON/ÉPINARDS ET CHÈVRE PAR EXEMPLE. ACCOMPAGNEZ VOTRE PRÉPARATION D'UNE SALADE VERTE ASSAISONNÉE D'UN FILET D'HUILE DE NOIX.

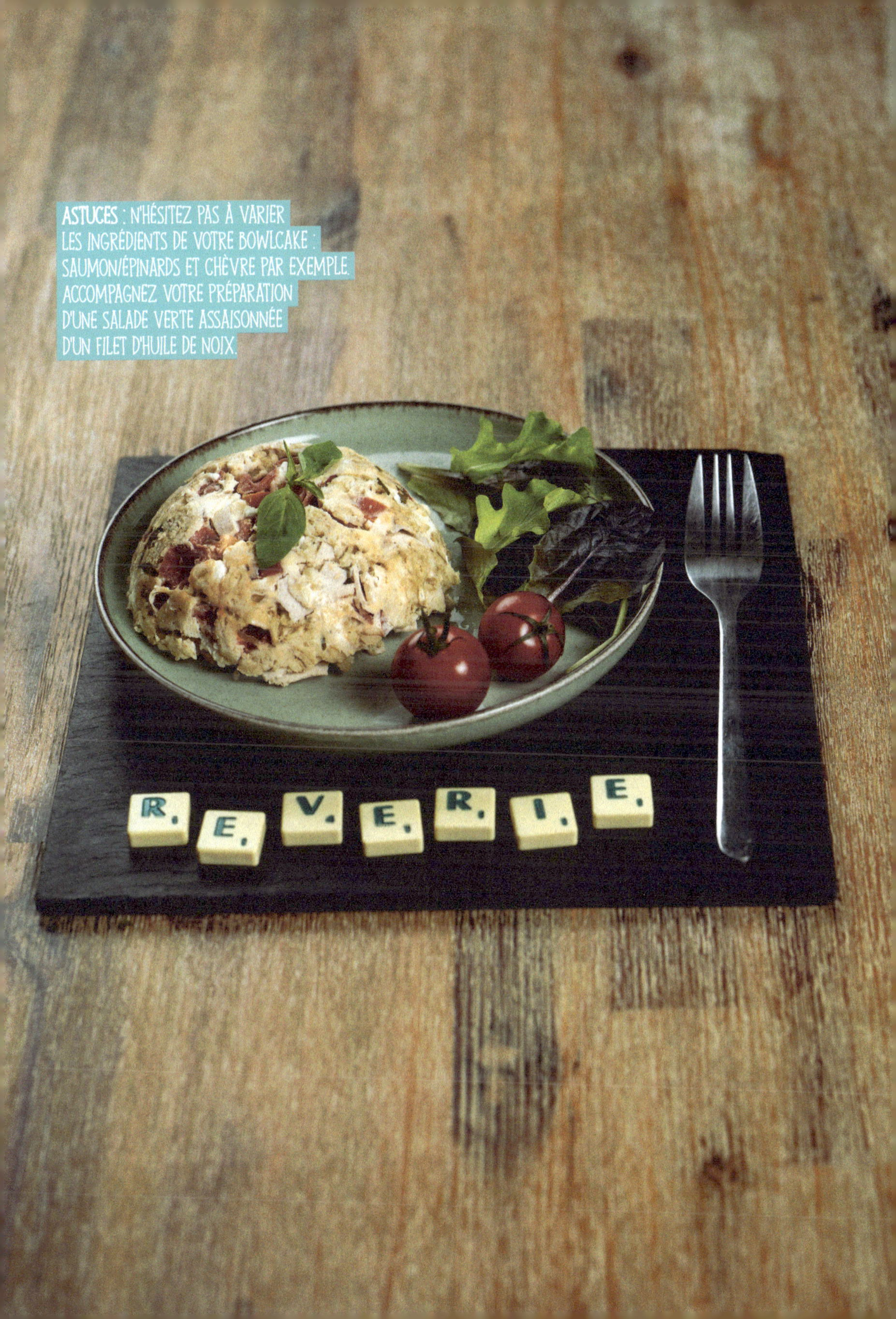

À LA COLLATION

ooo MUFFIN AVO-CHOCO ooo
(POUR 4 MUFFINS)

Ingrédients

• 1 avocat • 2 œufs • 4 carrés de chocolat noir (70 % min) • 1c. à soupe de cacao en poudre • 1c. à soupe de miel foncé

Préparation

- Cassez vos œufs et séparez les blancs des jaunes.
- Réservez les blancs et battez les jaunes avec le miel.
- Faites fondre le chocolat au bain-marie.
- Épluchez votre avocat et écrasez-le à la fourchette sur une assiette.
- Placez ensuite le chocolat fondu, l'avocat écrasé et la poudre de cacao dans un blender ou un hachoir. Ajoutez les jaunes et le miel et mixez.
- Montez les blancs puis les incorporer délicatement au mélange.
- Versez la pâte dans des moules à muffins.
- Cuire 15 minutes à 180 °C.

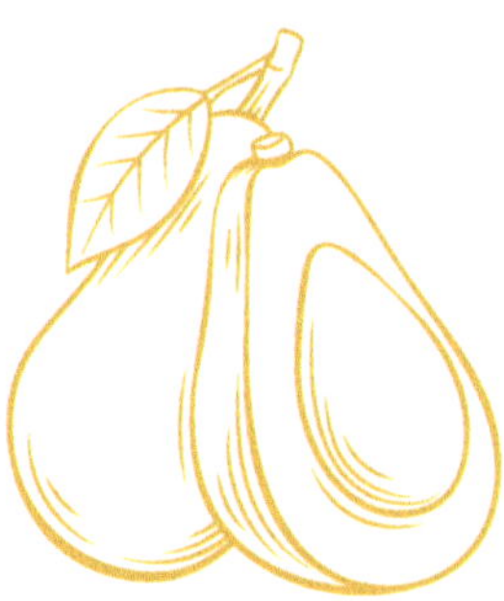

APPORT
pour 1 muffin

Protéines 5 g
Glucides 8 g
Lipides 11 g
Kcal 154

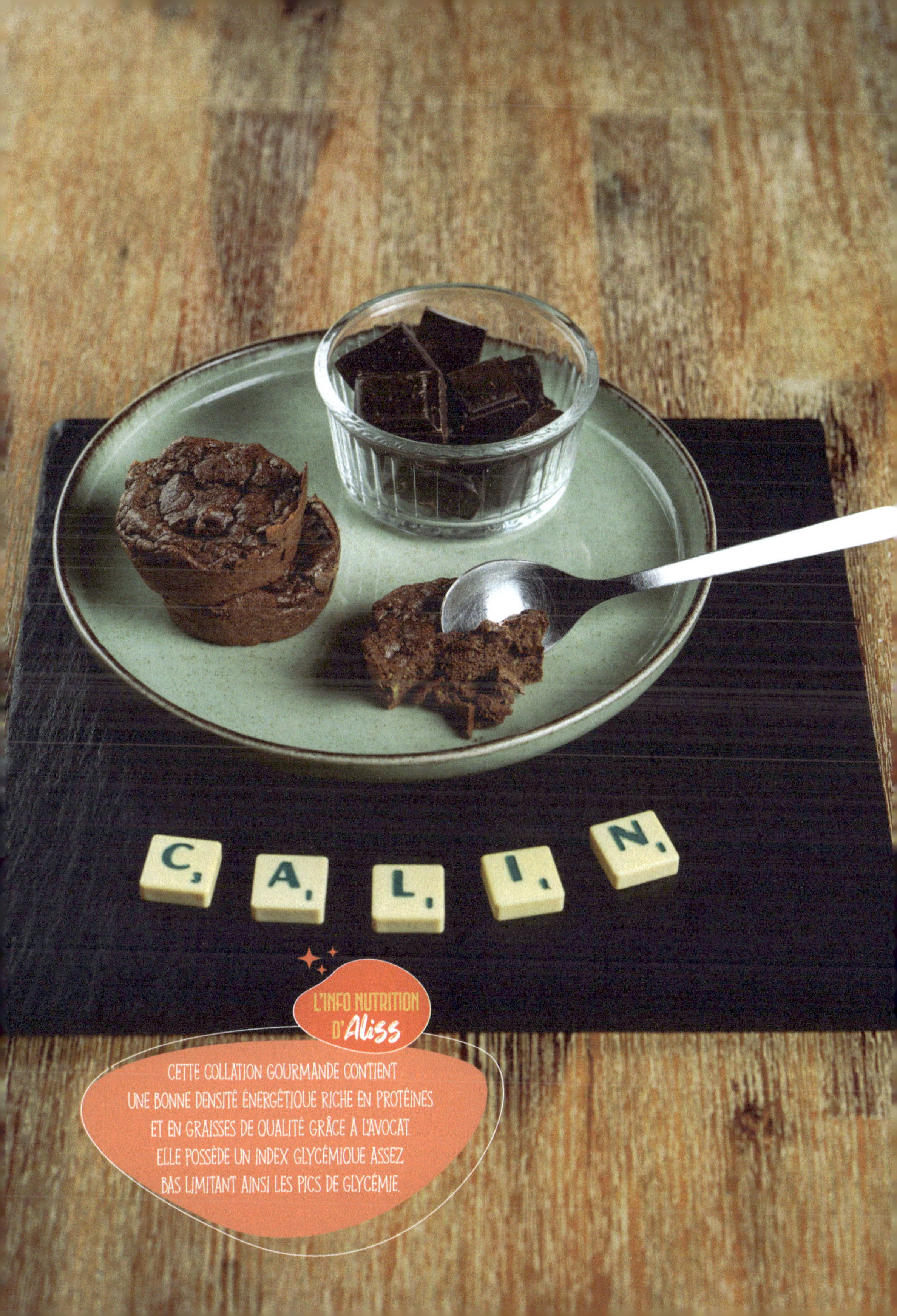

L'INFO NUTRITION D'*Aliss*

CETTE COLLATION GOURMANDE CONTIENT UNE BONNE DENSITÉ ÉNERGÉTIQUE RICHE EN PROTÉINES ET EN GRAISSES DE QUALITÉ GRÂCE À L'AVOCAT. ELLE POSSÈDE UN INDEX GLYCÉMIQUE ASSEZ BAS LIMITANT AINSI LES PICS DE GLYCÉMIE.

ooo GREEN SMOOTHIE ooo
(POUR 1 PERSONNE)

Ingrédients

● 1/2 banane ● 100 g de concombre ● 1 pomme ● 2 poignées d'épinards frais ● 100ml de boisson végétale (amande, avoine, etc.)

Préparation

- Pelez et coupez en morceaux la banane, la pomme et le concombre.
- Placez tous les ingrédients dans un blender et ajoutez 100ml de boisson végétale et mixez.

L'INFO NUTRITION D'Aliss

RIEN DE TEL QUE CE SMOOTHIE POUR COMBLER VOS BESOINS EN VITAMINE B9 ET EN ANTIOXYDANTS, PROTÉGEANT AINSI VOS CELLULES DU STRESS OXYDATIF. IDÉALEMENT, CHOISISSEZ DES VÉGÉTAUX D'ORIGINE BIOLOGIQUE ET LOCALE LORSQUE CELA EST POSSIBLE.

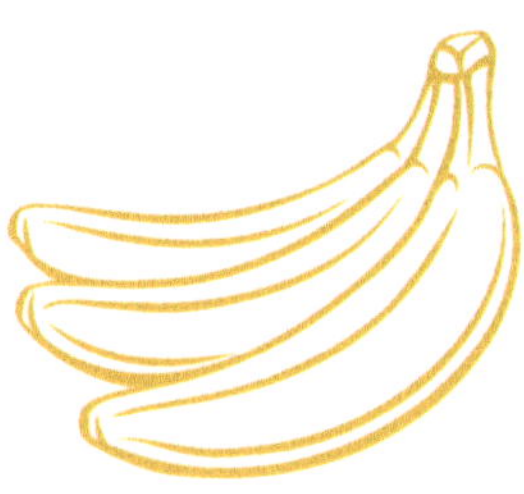

APPORT

Protéines 5 g
Glucides 26 g
Lipides 3 g
Kcal 147

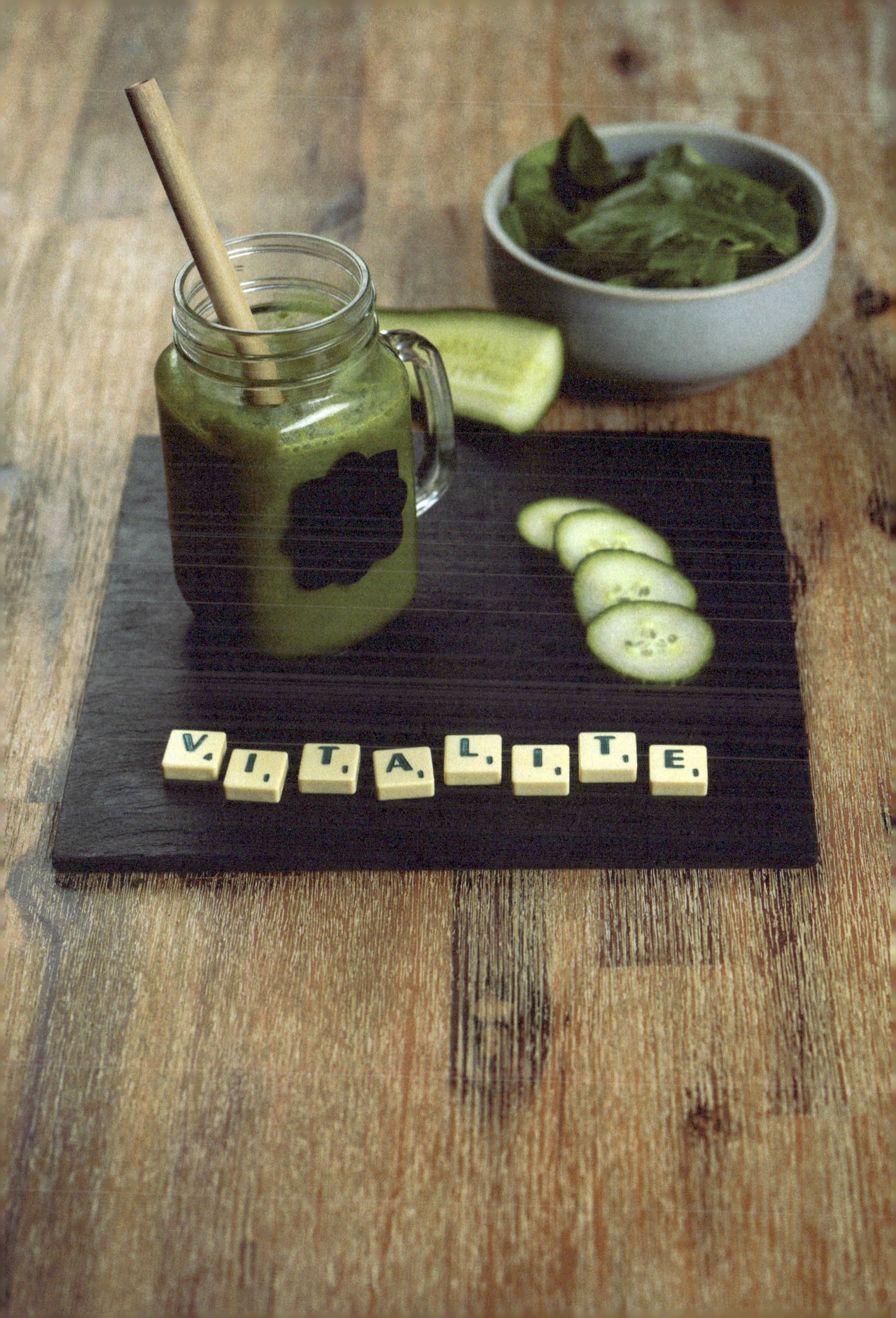
VITALITE

Au dîner

◦◦◦ Dhal de lentilles corail ◦◦◦
(pour 2 personnes)

Ingrédients

• 150 g de lentilles corail • 200 ml de lait de coco • 1 patate douce • 1 oignon • 1 gousse d'ail • 70 cl d'eau • 2 c. à soupe de purée de tomate • 1 c. à soupe de curry • 1c. à café de sel • 1c. à soupe d'huile d'olive

Préparation

- Émincez l'oignon et la gousse d'ail. Épluchez puis coupez la patate douce en dés.
- Faites chauffer une poêle type wok avec 1 c. à soupe d'huile d'olive et ajoutez l'oignon et l'ail émincés. Faites dorer quelques minutes.
- Ajoutez les dés de patate douce et faites revenir quelques minutes puis ajoutez 70 cl d'eau et couvrez.
- Après 20 minutes de cuisson à couvert, ajoutez les lentilles corail (préalablement rincées).
- Baissez le feu dès lors que le dhal commence à frémir et ajoutez le curry, la purée de tomate, le sel et le lait de coco.
- Couvrez et laissez mijoter à feu doux pendant 30 minutes. Remuez régulièrement.
- Servez avec un peu de riz et de la coriandre fraîche.

APPORT
pour 1 personne

Protéines 14,5 g

Glucides 84 g

Lipides 39 g

Kcal 426

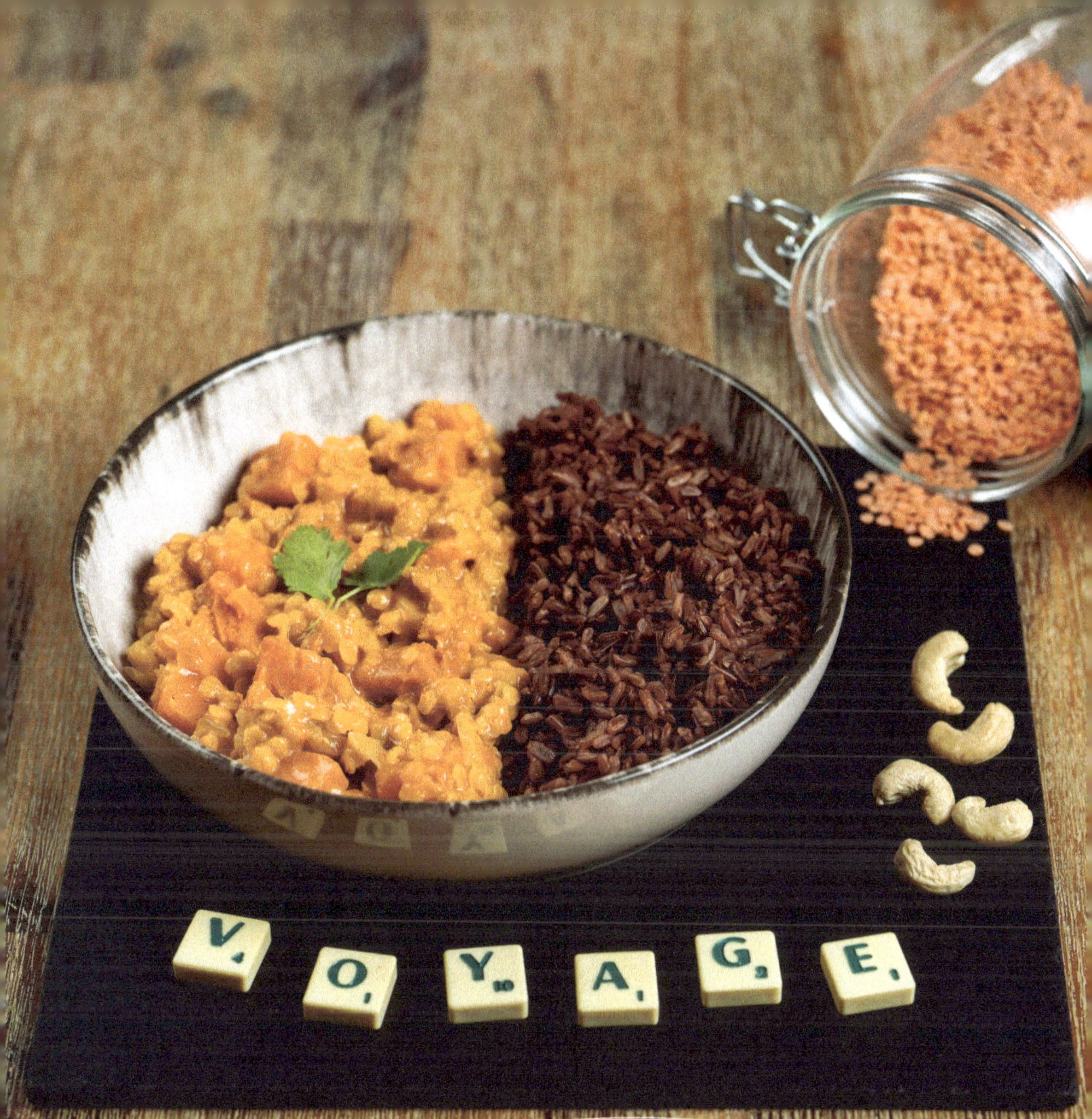

L'INFO NUTRITION D'Aliss

CE DÎNER RESPECTE LA CHRONOBIOLOGIE ALIMENTAIRE PUISQU'IL EST À DOMINANTE VÉGÉTALE. IL PERMET ALORS D'APPORTER DU TRYPTOPHANE FAVORISANT LA SÉCRÉTION DE SÉROTONINE ET DE MÉLATONINE NÉCESSAIRE À UN ENDORMISSEMENT SEREIN. L'ASSOCIATION « LÉGUMINEUSES- PRODUITS CÉRÉALIERS » PERMET D'AVOIR UNE PROTÉINE VÉGÉTALE DE QUALITÉ. L'AIL, L'OIGNON ET LES ÉPICES CONFÈRENT À CE PLAT UNE BONNE DOSE D'ANTIOXYDANTS.

○○○ TARTINADE DE SARDINES ○○○
(POUR 2 PERSONNES)

Ingrédients

- 1 boîte de sardine (au naturel, à l'huile d'olive ou au citron)
- 70 g de fromage frais (type St Moret ou Philadelphia)
- 1/2 gousse d'ail • Ciboulette fraîche • 1 c. à soupe d'huile d'olive vierge extra • Sel, poivre

Préparation

- Émiettez les sardines en gardant les arêtes (elles représentent une bonne source de calcium). Ajoutez le fromage frais, l'huile d'olive, l'ail et la ciboulette finement hachée et mixez le tout puis assaisonnez à votre convenance.
- À déguster avec des bâtonnets de légumes. Variez les couleurs et les plaisirs.
- À savourer en tartines sur du pain à base de levain au petit épeautre ou au sarrasin.

L'INFO NUTRITION D'Aliss

CHOISISSEZ DES SARDINES EN BOÎTE AU NATUREL, À L'HUILE D'OLIVE VIERGE EXTRA OU ENCORE AU CITRON ET ÉVITEZ LES PRÉPARATIONS À LA MOUTARDE OU À LA MAYONNAISE QUI PEUVENT CONTENIR DES SUCRES AJOUTÉS, DES ÉPAISSISSANTS OU ENCORE DES ARÔMES. QUANT AUX SARDINES À L'HUILE DE TOURNESOL, CELLES-CI SONT TROP RICHES EN OMÉGA-6, À ÉVITER DONC.

APPORT
pour 1 personne

Protéines	Glucides	Lipides	Kcal
14,5 g	0 g	18 g	227

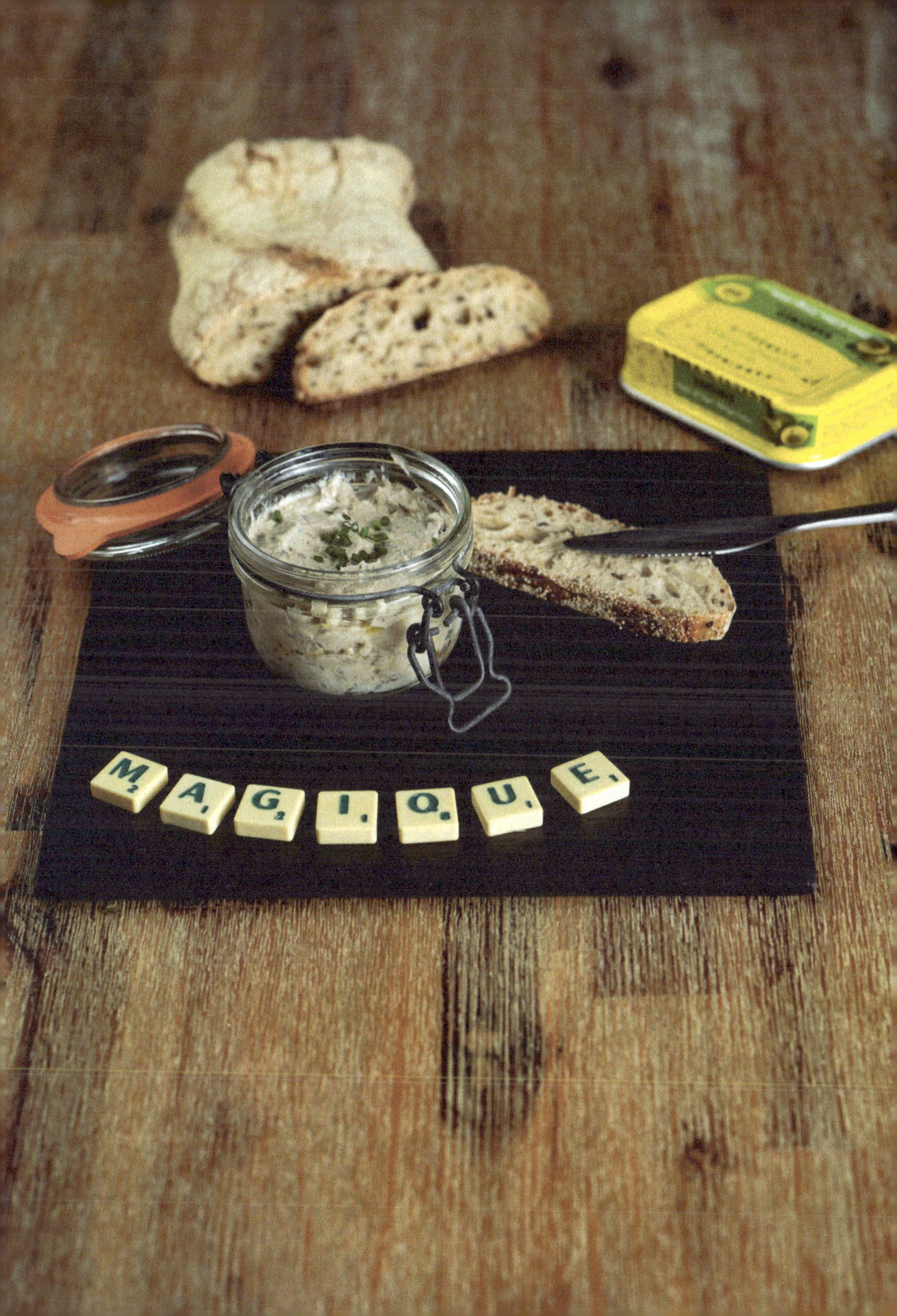
MAGIQUE

LE 3E TRIMESTRE :

la dernière ligne droite

Au cours du dernier trimestre votre corps subit des changements importants. Vos organes augmentent de volume, votre cœur bat plus rapidement qu'avant votre grossesse et votre tension artérielle diminue en raison de l'augmentation de la taille de vos vaisseaux sanguins. Votre volume sanguin augmente, entraînant un besoin en fer plus important et causant parfois de l'anémie. Le volume de votre utérus augmente, ce qui peut entraîner la compression de votre diaphragme, causant ainsi des inconforts respiratoires voire des étourdissements lorsque vous êtes allongée sur le dos. Vos intestins sont de plus en plus paresseux, il se peut que vous soyez confrontée à des difficultés d'aller à la selle de manière régulière. Vous pouvez aussi souffrir de rétention d'eau et ressentir des sensations de jambes lourdes et gonflées.

De manière générale, vous vous sentirez certainement plus fatiguée et plus inconfortable.

De son côté, votre bébé continue de se développer. Son poids a presque doublé en un mois, augmentant ainsi vos besoins énergétiques (+500 kcal) notamment protéiques. Il est possible que votre prise de poids augmente de manière assez importante durant ces 3 derniers mois (en moyenne 2 kg par mois).

Augmentez vos apports en protéines

Vos besoins en protéines sont plus importants durant ce dernier trimestre. Ainsi, je vous conseille d'intégrer une portion de protéine dès le petit déjeuner.

Je préconise la consommation d'une à deux portions de protéine de qualité comme par exemple 1 à 2 œufs, 1 à 2 tranches de jambon de qualité sans sel nitrité, 1 portion de fromage issue de lait de chèvre ou de brebis, des oléagineux tels que des noix, des noisettes ou encore des amandes. Outre l'apport intéressant de protéines, ce petit déjeuner vous procure une bonne satiété et favorise votre état d'éveil et d'attention. Je ne peux que recommander d'opter pour ce type de petit déjeuner au quotidien et ce durant votre grossesse et même par la suite pour vous et votre entourage.

Au moment du déjeuner, variez vos apports protéiques : 1 portion de viande rouge (2 fois par semaine), 1 portion de volaille, du poisson, des crustacés ou encore des œufs.

Complétez ces apports avec la consommation de produits laitiers à base de brebis ou de chèvre comme un fromage blanc de brebis.

Favorisez un apport de protéines végétales au dîner avec un mélange de produits céréaliers et de légumineuses comme une assiette de riz avec des lentilles ou encore une salade de sarrasin aux pois chiches (voir recette page 108).

Brûlures d'estomac et reflux acide

Les hormones produites pendant la grossesse perturbent votre système digestif en ralentissant la digestion des aliments. Elles causent aussi le relâchement des muscles responsables de garder votre estomac fermé. Par ailleurs, votre bébé en croissance exerce de plus en plus de pression sur votre estomac. Tout cela peut entraîner la remontée des liquides de l'estomac vers l'œsophage, causant ainsi des brûlures et du reflux gastrique.

Si vous souffrez de remontées acides ou de brûlures gastriques, je vous conseille :

- De **fractionner vos repas** tout au long de la journée, vous pouvez intégrer des petites collations dans la matinée et dans l'après-midi.
- De **réduire la taille** de vos portions.
- De **manger lentement** et bien mastiquer vos aliments.
- De **boire en dehors des repas** plutôt que pendant.
- D'**éviter les aliments gras** notamment les graisses cuites et les fritures.

- D'**éviter les aliments acides** comme les cornichons, le vinaigre, les agrumes.
- D'**éviter** les aliments et les plats **épicés.**
- D'**éviter** la consommation de **boisson gazeuse.**
- De **ne pas vous allonger** dans les 30 minutes qui suivent le repas.
- D'attendre au minimum **2 h avant d'aller dormir.**
- De **placer un oreiller supplémentaire** sous votre tête et vos épaules lorsque vous vous couchez afin de surélever votre tête.

Constipation et grossesse

La constipation est un problème courant pendant le dernier trimestre de grossesse. Entre la progestérone qui ralentit le péristaltisme intestinal, l'utérus qui comprime le gros intestin ou encore la diminution de la pratique d'une activité physique, il n'est pas rare que le transit devienne particulièrement paresseux.

Si vous souffrez de constipation, voici ce que je vous conseille :

- **Augmentez votre consommation de fibres** : les fruits et légumes, les céréales complètes, les légumineuses ou encore les graines de chia constituent des sources importantes de fibres.
- **Buvez suffisamment d'eau** tout au long de votre journée.
- **Pratiquez une activité physique régulière** adaptée à vos capacités pour favoriser le mouvement de vos intestins.

L'INFO NUTRITION D'Aliss

LA SUPPLÉMENTATION EN FER PEUT AUSSI CAUSER DE LA CONSTIPATION CHEZ CERTAINES D'ENTRE VOUS. DISCUTEZ-EN AVEC UN PROFESSIONNEL DE SANTÉ POUR AJUSTER LE DOSAGE OU ENVISAGER DES ALTERNATIVES.

LES RECETTES DU 3E TRIMESTRE AU FIL VOTRE JOURNÉE

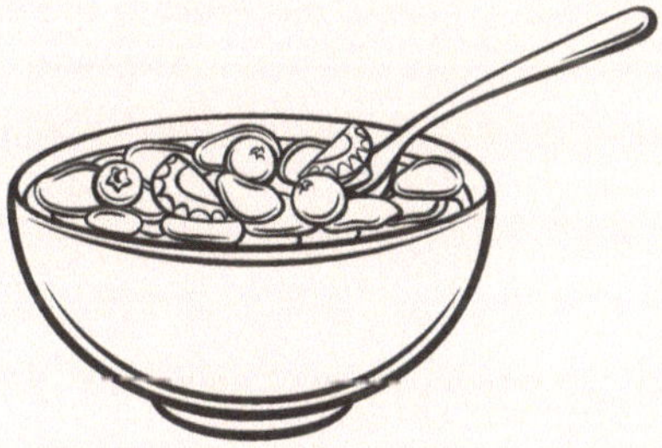

AU PETIT DÉJEUNER

∘∘∘ ŒUFS BROUILLÉS ET PAIN AU SON D'AVOINE ∘∘∘
(POUR 1 PERSONNE)

Ingrédients

• 300 g de son d'avoine • 2 œufs • 20 cl de boisson végétale à l'amande • 60 g de yaourt grec • 1 pincée de sel • 1/2 sachet de levure chimique (bicarbonate)

Préparation

- Préchauffez le four à 220 °C. Dans un saladier, versez le son d'avoine, puis ajoutez les œufs, la boisson végétale, le yaourt, la fleur de sel, la levure et le zeste de citron. Mélangez jusqu'à obtenir une pâte bien homogène.
- Versez la pâte dans un moule à cake (22-23 cm de long environ) huilé et parsemez de son d'avoine.
- Enfournez pour 40 minutes.
- Démoulez et laissez refroidir sur une grille.

Pour agrémentez vos tartines

Œufs brouillés d'origine biologique (label Bleu-Blanc-Cœur idéalement) : cassez 2 œufs dans un bol et mélangez, ajoutez 1 c. à soupe de lait et une pincée de sel. Faites chauffer 10 g de beurre dans une poêle et versez vos œufs. Utilisez une spatule en bois pour confectionnez vos œufs brouillés.
Dressez vos œufs sur une tranche de pain avec quelques morceaux de chèvre frais ; des grains de grenades ou encore des tranches de figues fraîches.
N'hésitez pas à varier les plaisirs !

L'INFO NUTRITION D'Aliss

CE PETIT DÉJEUNER PERMET DE RÉPONDRE AU BESOIN PROTÉIQUE PLUS IMPORTANT DU 3E TRIMESTRE. OUTRE LEUR RICHESSE EN PROTÉINE, LES ŒUFS SONT UNE SOURCE INTÉRESSANTE DE ZINC, PHOSPHORE, SÉLÉNIUM, VITAMINE A, D ET E.

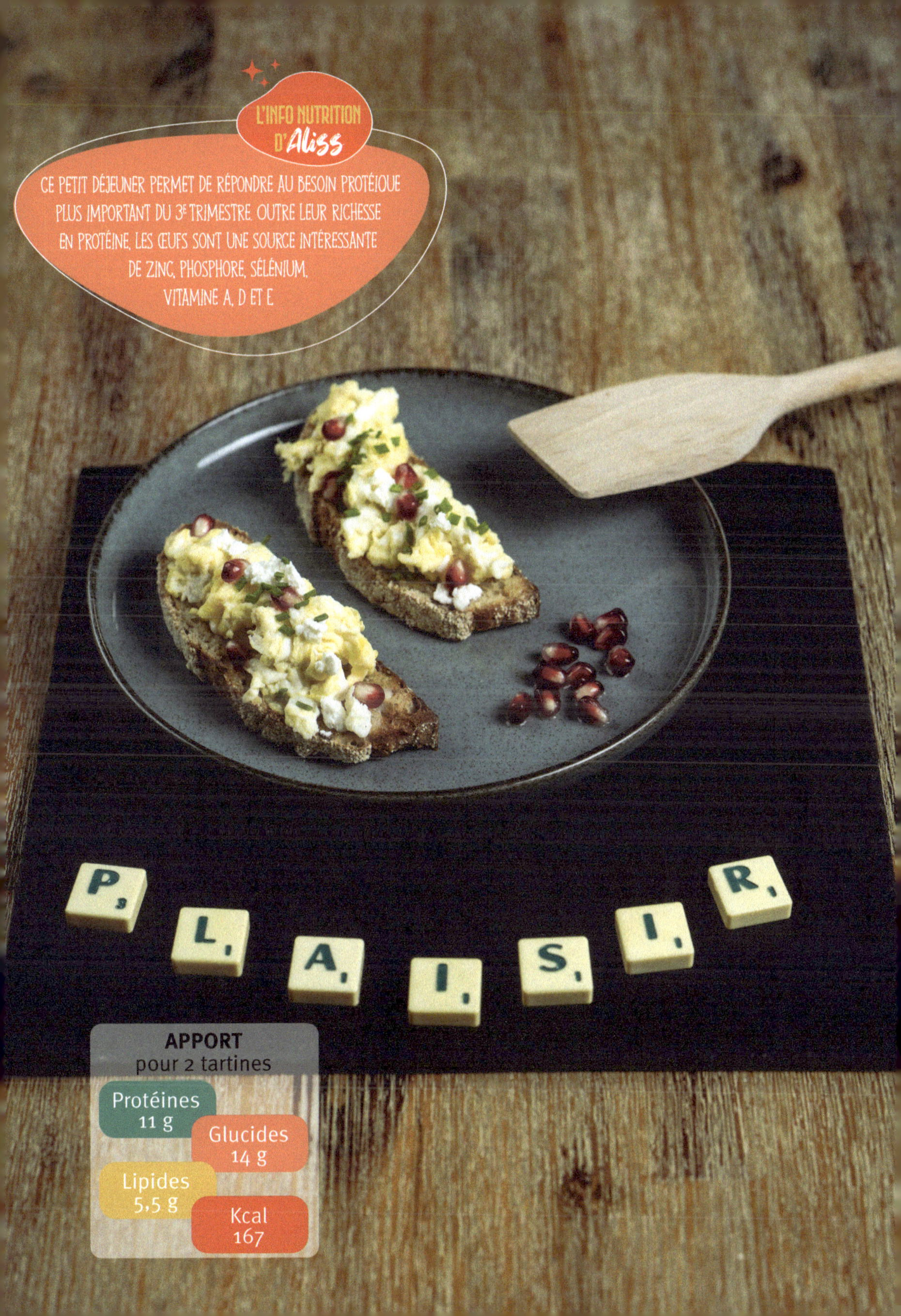

APPORT
pour 2 tartines

Protéines	11 g
Glucides	14 g
Lipides	5,5 g
Kcal	167

∘∘∘ PANCAKES COCO - BANANE ∘∘∘
(POUR 1 PERSONNE)

Ingrédients

● 2 œufs ● 1 banane ● 100 ml de boisson végétale (coco ou amande selon les goûts) ● 1 c. à soupe de flocons d'avoine ● 1c. à café d'huile de noix de coco

Pour le dressage

- Fruits de saison : myrtilles, framboises, poire, etc.
- Sirop d'érable

Préparation

- Épluchez votre banane et l'écraser à la fourchette sur une assiette.
- Dans un bol mélangez les œufs, le lait de coco et ajoutez la banane écrasée et les flocons d'avoine.
- Chauffez l'huile de coco dans une poêle anti adhésive. Après 1 minute déposez la moitié de la pâte dans une poêle. Après 1 minutes retournez votre pancake. Réitérez l'opération avec le reste de la pâte.
- Dégustez avec des fruits de saison, du sirop d'érable, du miel, etc.

APPORT
pour 1 personne

Protéines 20 g
Glucides 33 g
Lipides 17 g
Kcal 366

Cette recette vous apporte en moyenne 20 g de protéines et présente une charge glycémique basse (3,5) grâce aux flocons d'avoine.

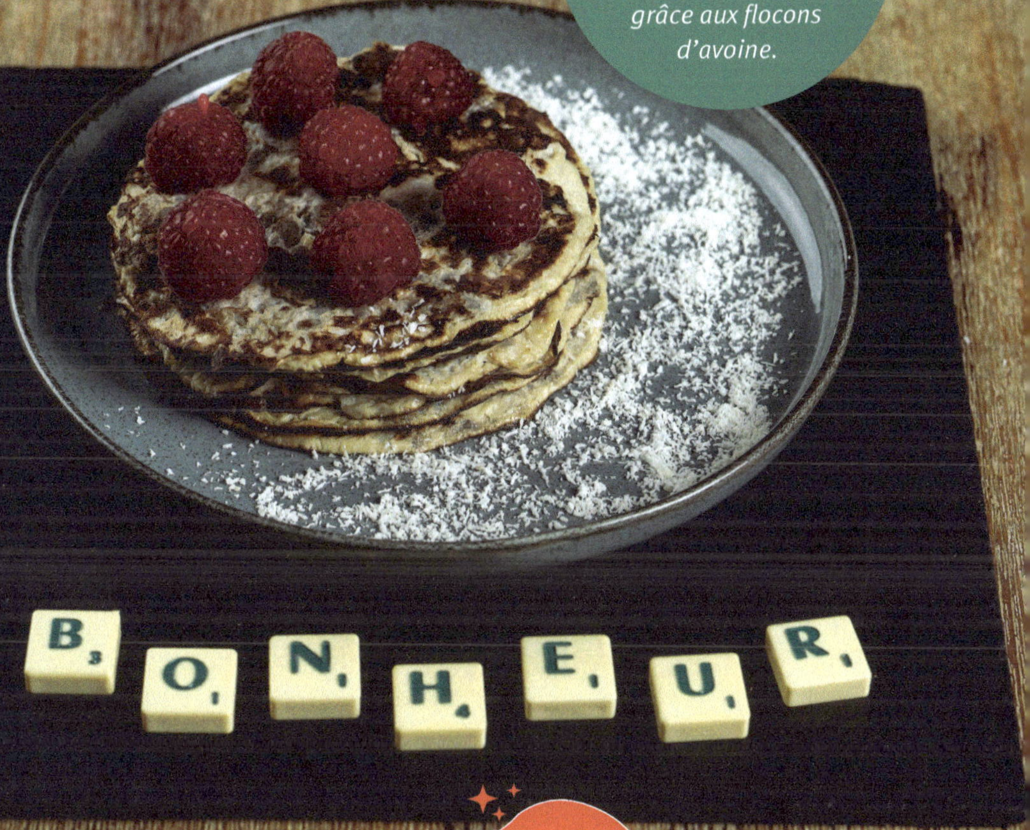

L'INFO NUTRITION D'Aliss

CES PANCAKES À BASE DE FLOCONS D'AVOINE POSSÈDENT UNE CHARGE GLYCÉMIQUE INFÉRIEURE À CELLE DES PANCAKES TRADITIONNELS À BASE DE FARINE DE BLÉ ET PERMETTENT AINSI DE MIEUX RÉGULER VOTRE GLYCÉMIE. AUTRE AVANTAGE DE CETTE RECETTE, ELLE EST RICHE EN PROTÉINES ET RÉPOND PARFAITEMENT À VOS BESOINS AUGMENTÉS DE CE DERNIER TRIMESTRE.

AU DÉJEUNER

◦◦◦ PAD THAÏ AU BŒUF ◦◦◦
(POUR 2 PERSONNES)

Ingrédients

• 200 g de bœuf • 4 c. à soupe de tamari • 2 c. à soupe d'huile de sésame • 100 g de nouilles chinoise • 1/2 de poivron rouge • 1/2 de poivron jaune • 1/2 oignon • 2 gousses d'ail • 10 g de fécule de maïs • 2 c. à soupe de miel • Ciboulette • Noix de cajou

Préparation

- Émincez finement votre bœuf et placez-le dans une assiette creuse. Ajoutez le tamari, le miel, l'huile et la fécule de maïs et mélangez. Placez votre viande marinée au réfrigérateur durant 30 minutes.
- Pendant ce temps, émincez finement votre ail et votre oignon. Coupez vos poivrons en fines lamelles.
- Ajoutez un filet d'huile d'olive dans une poêle et faites revenir l'ail et l'oignon quelques minutes. Ajoutez ensuite vos poivrons. Une fois que vos légumes sont fondants, ajoutez la viande à feu moyen puis laissez cuire quelques minutes.
- Faites cuire vos nouilles puis ajoutez-les à votre mélange.
- Dressez votre plat dans une assiette creuse et ajoutez un peu de ciboulette et quelques noix de cajou concassées.

L'INFO NUTRITION D'Aliss

LE BŒUF CONSTITUE UNE SOURCE DE FER INTÉRESSANTE, MINÉRAL ESSENTIEL DE CE DERNIER TRIMESTRE. L'AIL EST UN PUISSANT ANTI OXYDANT ET POSSÈDE DES VERTUS ANTI INFECTIEUSES.

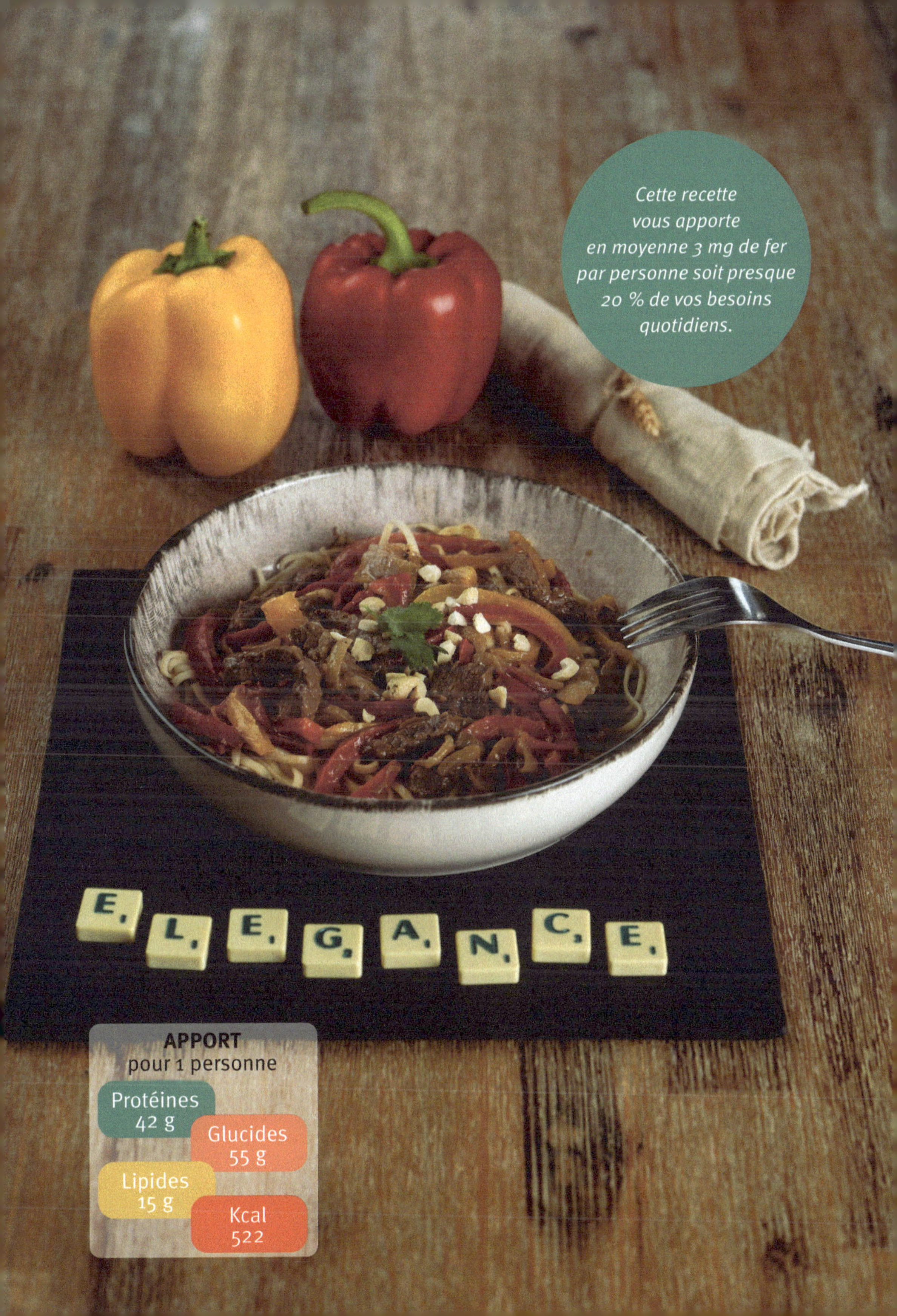

Cette recette vous apporte en moyenne 3 mg de fer par personne soit presque 20 % de vos besoins quotidiens.

APPORT
pour 1 personne

Protéines 42 g
Glucides 55 g
Lipides 15 g
Kcal 522

ooo COLIN EN PAPILLOTE ooo
(POUR 2 PERSONNES)

Ingrédients

● 2 morceaux de colin d'Alaska ● 2 gousses d'ail ● Thym
● Rondelle de citron ● Sel / poivre

Préparation

● Placez vos morceaux de colin dans du papier sulfurisé. Ajoutez les gousses d'ail finement hachées, le thym et une rondelle de citron. Salez, poivrez et fermez vos papillotes. Placez vos papillotes dans un cuit vapeur et faites cuire durant 15 minutes.

Pour cela, lavez et coupez votre brocoli et faites cuire à la vapeur. Une fois cuit, écrasez-le avec une fourchette. Salez et poivrez à votre convenance. Pour une texture plus onctueuse n'hésitez pas à rajouter une pointe de crème.

L'INFO NUTRITION D'Aliss

LE COLIN FAIT PARTIE DES POISSONS BLANCS QUE VOUS POUVEZ CONSOMMER DURANT VOTRE GROSSESSE CAR CELUI-CI NE FAIT PAS PARTIE DE LA LISTE DES POISSONS CONTENANTS DES MÉTAUX LOURDS. LA CUISSON VAPEUR VOUS PERMET DE PRÉSERVER LES MINÉRAUX ET LES OLIGO-ÉLÉMENTS ESSENTIELS COMPOSANT VOTRE POISSON, QUE SONT L'IODE ET LE ZINC.

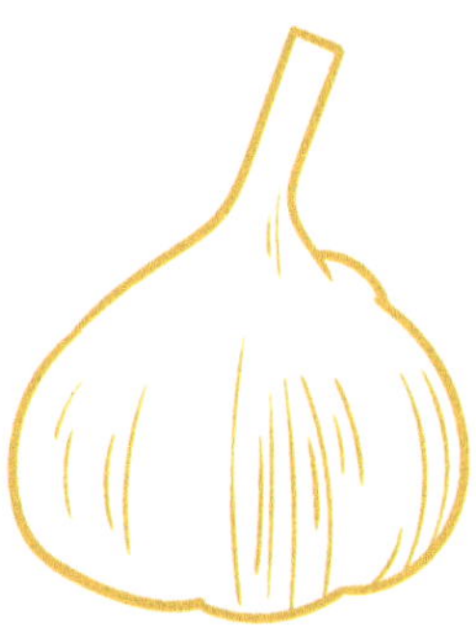

APPORT
pour 1 personne

Protéines 32 g
Glucides 2 g
Lipides 1 g
Kcal 150

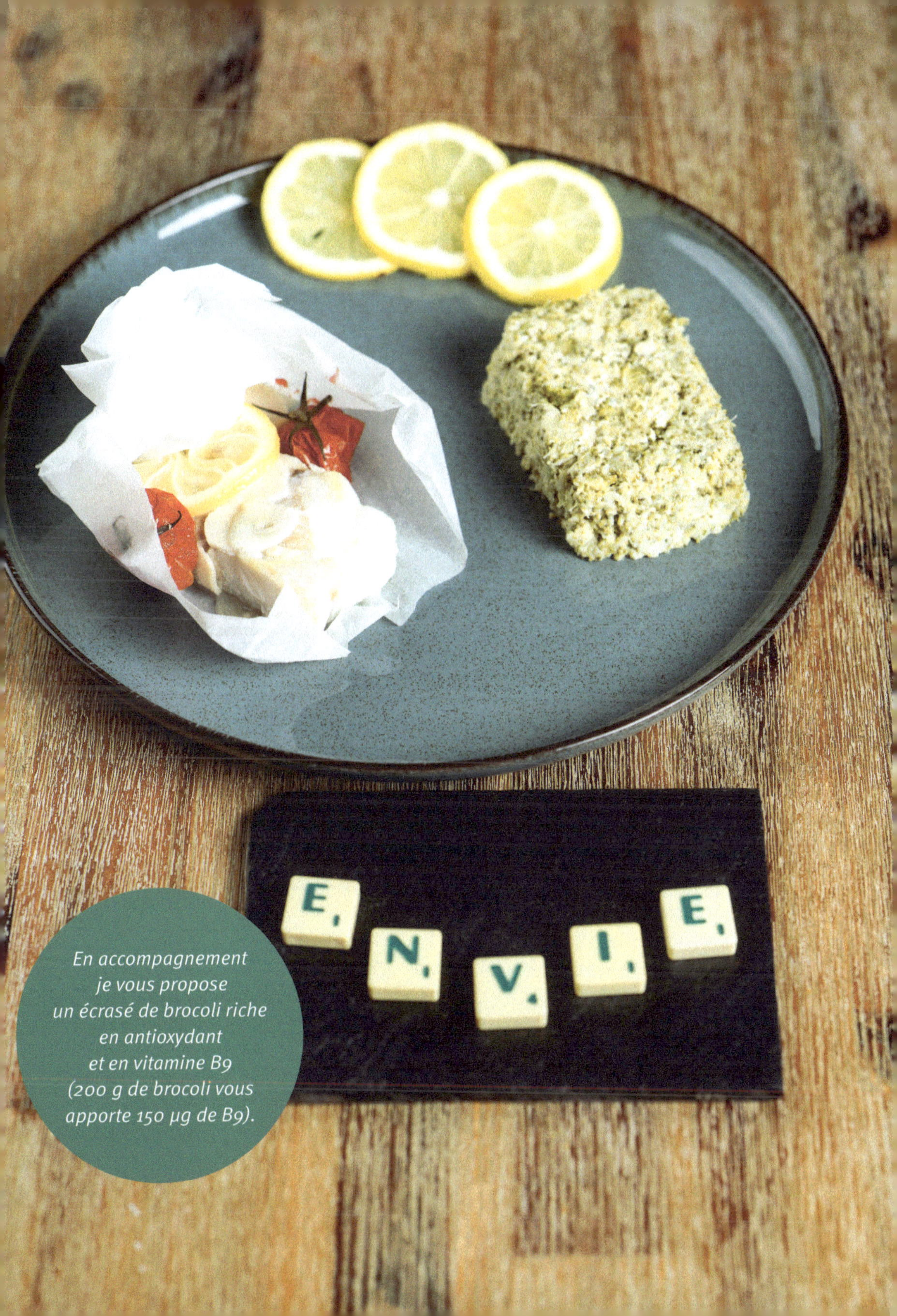

En accompagnement
je vous propose
un écrasé de brocoli riche
en antioxydant
et en vitamine B9
(200 g de brocoli vous
apporte 150 µg de B9).

À LA COLLATION

ooo MUFFINS POMME VAPEUR ooo
(POUR 8 MUFFINS)

Ingrédients

- 90 g de farine d'épeautre semi-complète • 30 g de cassonade
- 10 g de fécule de maïs • 2 c. à café de poudre à lever • 1 œuf
- 2 c. à soupe de compote de pomme (sans sucres ajoutés)
- 1 c. à soupe d'huile d'olive • 60 ml d'eau • 1 pomme
- 1 c. à café de cannelle

Préparation

- Dans un saladier, mélangez la farine, le sucre, la fécule, la poudre à lever, la cannelle et la pincée de sel.
- Cassez l'œuf dans un bol et l'ajoutez au mélange. Ajoutez ensuite la compote de pomme, l'huile et l'eau et mélangez jusqu'à obtenir une pâte homogène.
- Épluchez votre pomme et coupez-la en petits dés puis ajoutez les dés à votre pâte.
- Répartissez votre pâte dans des moules à muffins et placez-les dans votre cuit vapeur. Laissez cuire environ 30 minutes.

L'INFO NUTRITION D'Aliss

LA CUISSON DOUCE À LA VAPEUR PERMET DE PRÉSERVER LES VITAMINES ET MINÉRAUX DE VOTRE PRÉPARATION L'UTILISATION D'UNE FARINE D'ÉPEAUTRE SEMI COMPLÈTE VOUS PERMET DE DÉGUSTER UN GOÛTER À FAIBLE INDEX GLYCÉMIQUE ET VOUS PERMET AINSI D'ÉVITER LES PICS DE GLYCÉMIE.

APPORT
pour 1 muffin

Protéines	Glucides	Lipides	Kcal
2 g	15 g	1,8 g	86

La farine d'épeautre possède un index glycémique de 45 contre 85 pour des farines traditionnelles.

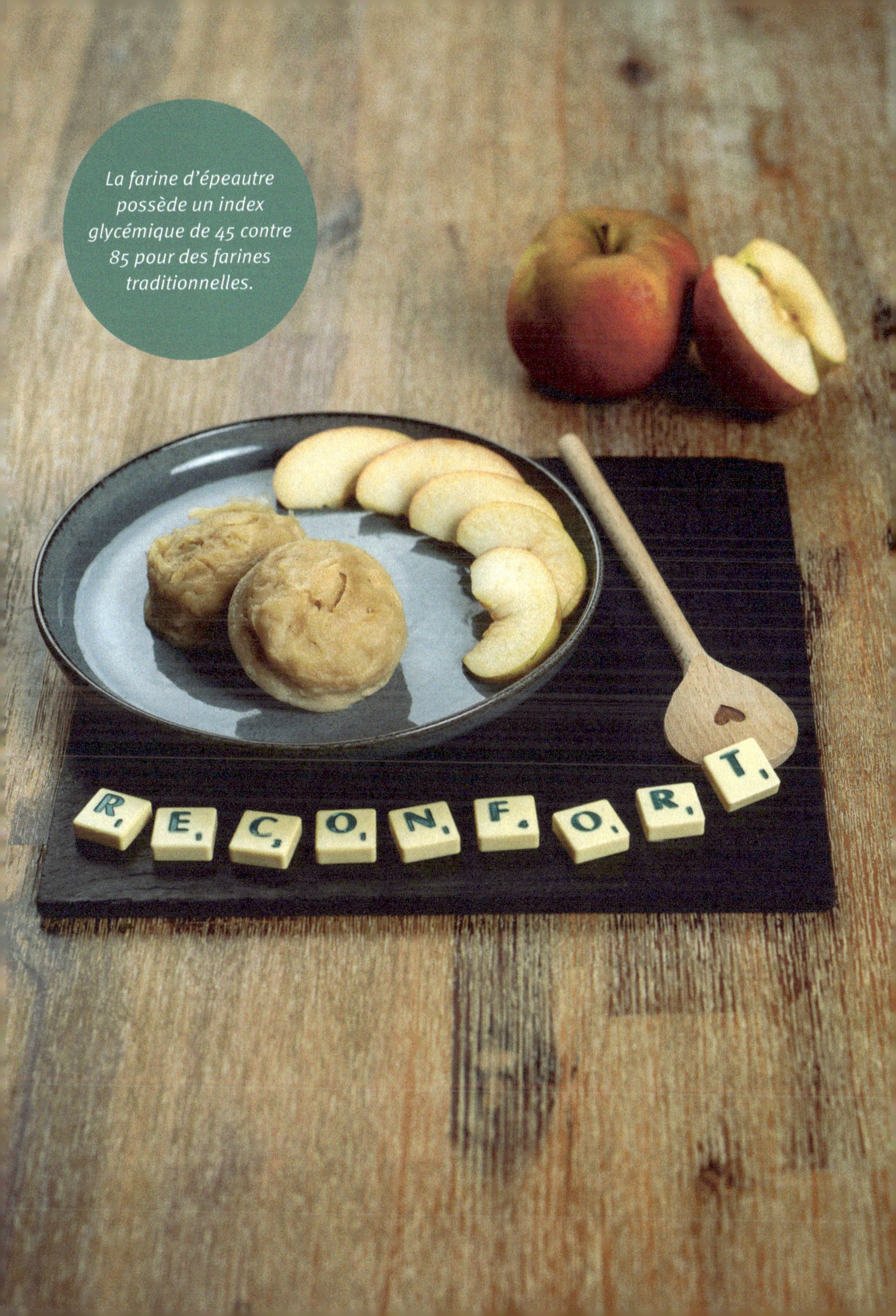

◦◦◦ BROWNIE À LA NOIX ◦◦◦

Ingrédients

• 500 g de haricots noirs cuits ou azukis • 3 gros œufs • 110 g de sucre • 1 c. à café d'essence de vanille • 3 c. à soupe d'huile d'olive • 30 g de cacao en poudre non sucré • 100 g de noix de Grenoble en morceaux

Préparation

- Préchauffez le four à 180 °C.
- Huilez et tapissez de papier sulfurisé un moule carré.
- Mettez les haricots dans un robot culinaire et mixez. Ajoutez tous les autres ingrédients, sauf les noix de Grenoble et bien mélanger jusqu'à l'obtention d'un mélange homogène.
- Concassez grossièrement les noix et ajoutez-les au mélange puis versez dans le plat de cuisson.
- Cuire au centre du four environ 25-30 minutes. Vérifiez la cuisson à l'aide d'une pointe de couteau.
- Laissez refroidir avant de démouler.

L'INFO NUTRITION D'Aliss

CETTE RECETTE DE BROWNIE À BASE DE LÉGUMINEUSES EST RICHE EN MAGNÉSIUM OU ENCORE EN POTASSIUM. OUTRE SA RICHESSE EN FIBRES, LES HARICOTS SECS CONTIENNENT DES FIBRES PERMETTANT DE LUTTER CONTRE LA CONSTIPATION. AUTRE AVANTAGE DE CETTE RECETTE DE BROWNIE EST QU'ELLE NE CONTIENT PAS DE BEURRE, CE QUI PERMET ALORS DE FAIRE DIMINUER L'APPORT CALORIQUE GLOBAL.

APPORT
pour 1 portion de 40 g 1 muffin

Protéines	Glucides	Lipides	Kcal
3,6 g	8 g	5 g	98

APPORT
1 portion de brownie du commerce (40 g)

Protéines	Glucides	Lipides	Kcal
2 g	20 g	10 g	184

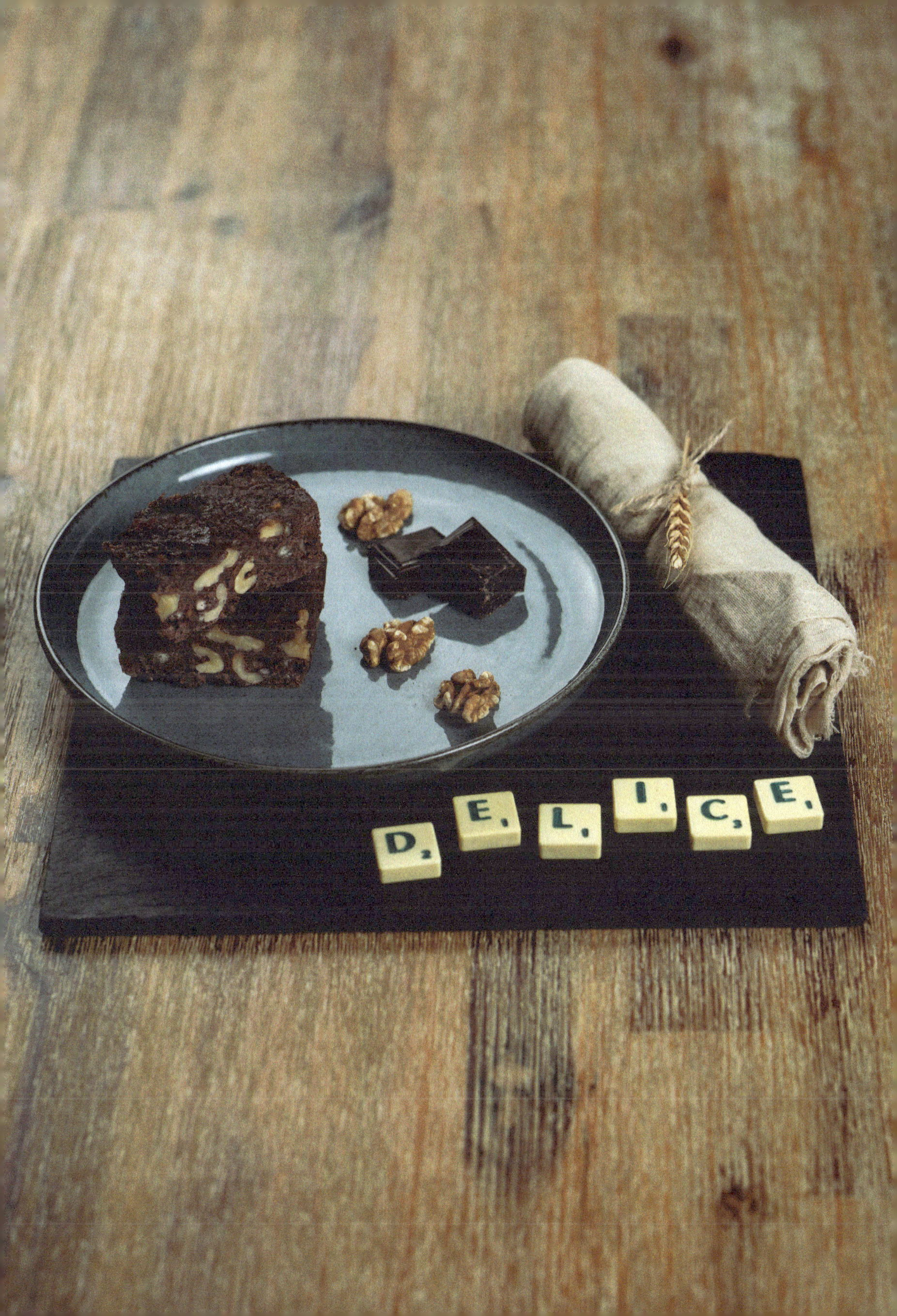
DELICE

Au dîner

◦◦◦ Velouté de patate douce ◦◦◦
(pour 2 personnes)

Ingrédients

- 1 grosse patate douce • 1 carotte • 1/2 potimarron
- 1 oignon • 150 ml de lait de coco • 1/2 c. à café de curcuma
- 1/2 c. à café de curry • Huile d'olive

Préparation

- Épluchez et émincez votre oignon. Dans une grande marmite, faites-le revenir à feux doux avec un filet d'huile d'olive.
- Épluchez vos légumes coupez-les en cubes, ajoutez-les à l'oignon.
- Ajoutez ensuite de l'eau pour que celle-ci recouvre vos légumes et faites cuire minimum 40 minutes à couvert. À la fin de la cuisson, assurez-vous que vos légumes soient bien fondants, sinon poursuivez quelques minutes.
- Une fois cuits, retirez l'eau en conservant un petit fond puis ajoutez le lait de coco et les épices.
- Mixez avec un mixeur plongeant.
- Salez et poivrez à votre convenance.

APPORT
pour 1 personne

Protéines 7 g
Glucides 46 g
Lipides 10 g
Kcal 326

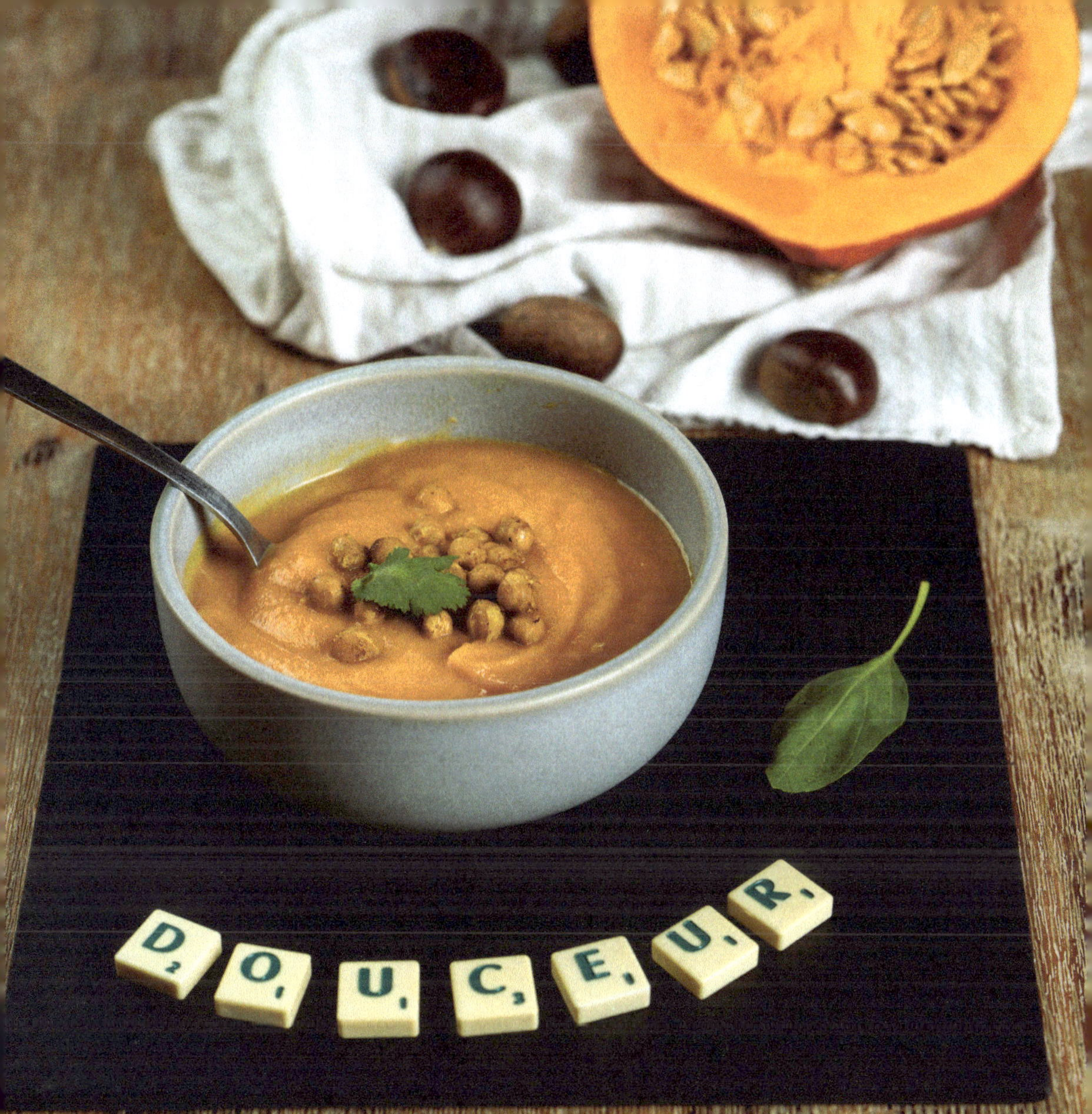

ASTUCE : POUR ÉQUILIBRER CETTE RECETTE ET BÉNÉFICIER D'UNE PROTÉINE DE MEILLEURE QUALITÉ, VOUS POUVEZ AJOUTER QUELQUES POIS CHICHES GRILLÉS DANS VOTRE VELOUTÉ. POUR CELA, ÉGOUTTEZ UN BOCAL DE POIS CHICHES (CONSERVEZ LE JUS POUR UNE RECETTE DE DESSERT GOURMAND). PLACEZ VOS POIS CHICHES DANS UN BOL. AJOUTEZ UN FILET D'HUILE D'OLIVE ET LES ÉPICES DE VOTRE CHOIX (PAPRIKA, CURRY, CURCUMA, ETC.) ET FAITES GRILLER QUELQUES MINUTES AU FOUR.

ooo SARRASIN EN SALADE ooo
(POUR 2 PERSONNES)

Ingrédients

• 100 g (cru) de sarrasin décortiqué • 1/2 concombre • 1 tomate • 50 g de tomme de brebis • 1 petit bocal de pois chiches • 1/2 oignon rouge • 1 branche de basilic

Pour la sauce

- 1 c. à café de moutarde
- 1 c. à café de miel
- 5 c. à soupe d'huile d'olive

Préparation

- Mettre de l'eau à bouillir dans une casserole. Pendant ce temps, rincez votre sarrasin dans une passoire à l'eau claire et le mettre cuire.
- Épluchez votre concombre et le coupez en petits cubes et réservez au frais.
- Émincez votre oignon et votre tomate en fines lamelles et réservez au frais.
- Rincez vos pois chiches à l'eau claire et coupez votre fromage de brebis en petits dés.
- Une fois le sarrasin cuit laissez refroidir, dressez dans 2 assiettes et ajoutez votre sauce.

APPORT
pour 1 personne

Protéines 13 g
Glucides 38 g
Lipides 18 g
Kcal 381

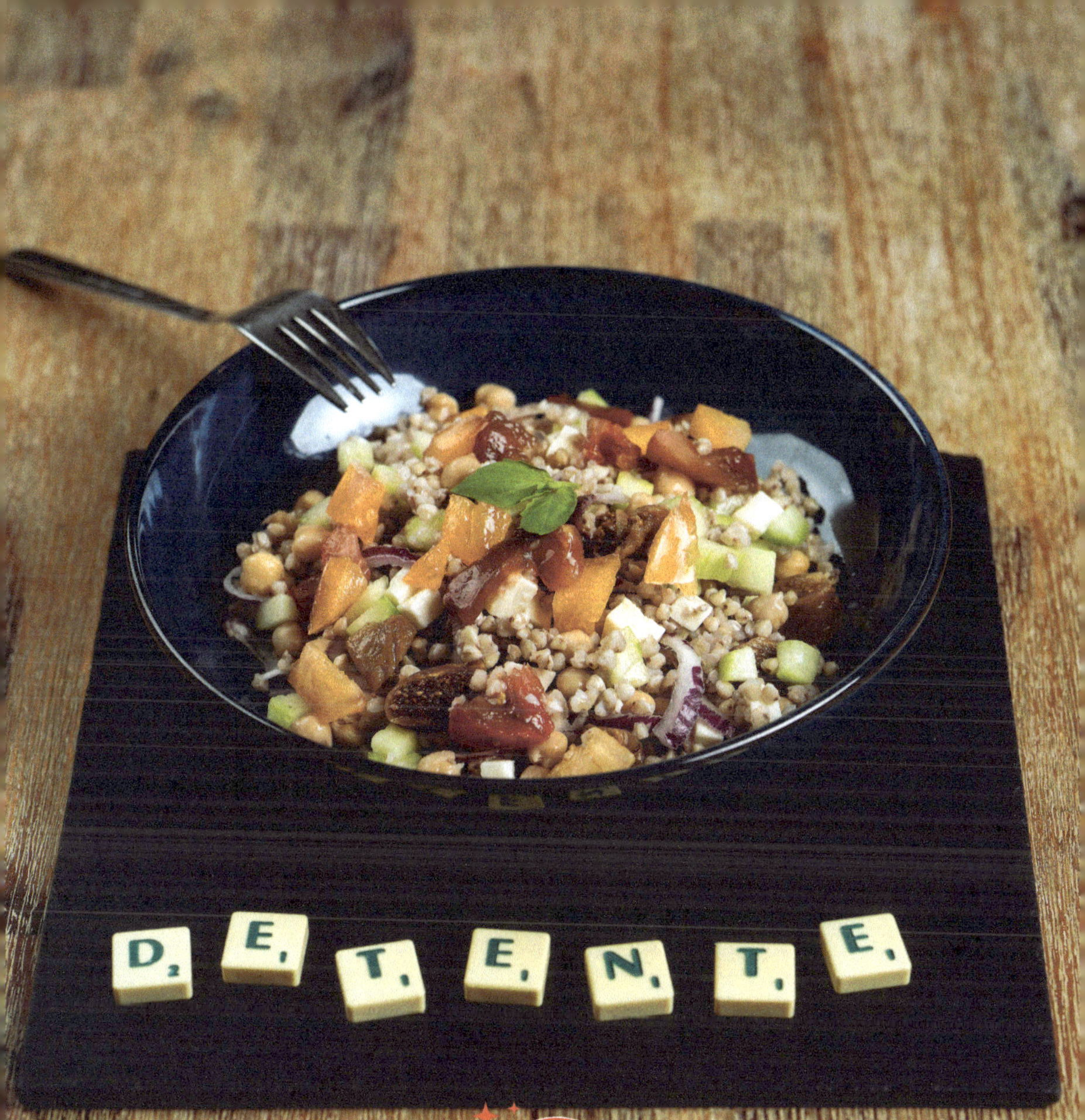

L'INFO NUTRITION D'*Aliss*

LE SARRASIN EST UNE CÉRÉALE SANS GLUTEN, NATURELLEMENT RICHE EN MAGNÉSIUM, ZINC ET VITAMINE DU GROUPE B. OUTRE SA COMPOSITION EN FIBRES, LE SARRASIN EST RICHE EN AMIDON RÉSISTANT PARTICULIÈREMENT INTÉRESSANT POUR VOTRE MICROBIOTE. L'ASSOCIATION AUX POIS CHICHES PERMET D'OPTIMISER LA QUALITÉ ET L'ABSORPTION DES PROTÉINES VÉGÉTALES.

○○○ LA RECETTE DE LA MOUSSE AU CHOCOLAT ○○○ SANS ŒUFS

Ingrédients

- 200 g de chocolat noir
- 150 g de jus de pois chiches

Préparation

- Égouttez une boîte de pois chiches pour obtenir 150 g de jus.
- Faites fondre le chocolat au bain-marie en lui ajoutant 1 c. à soupe d'eau chaude.
- Fouettez longuement le jus de pois chiches pour le faire monter comme des blancs d'œufs.
- Incorporez délicatement cette mousse au chocolat.
- Mettez dans un récipient et laissez prendre 2 h au frigo.

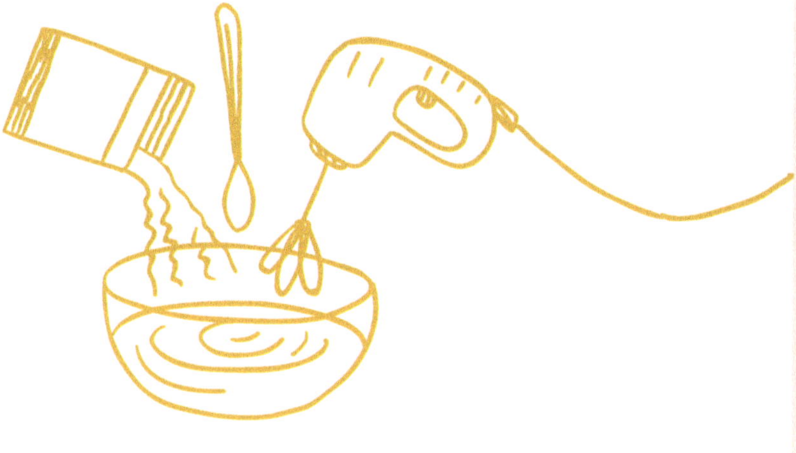

HYDRATATION ET GROSSESSE

Les besoins en eau

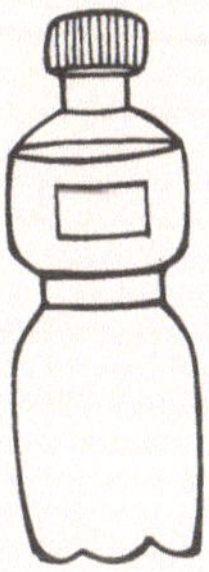

La grossesse implique de nombreux changements dans votre corps qui permettent le développement de votre futur bébé. L'un de ces changements est la modification de la dynamique de l'eau, qui entraîne une augmentation de la teneur totale en eau du corps et des changements au niveau de la régulation de l'équilibre hydrique du corps.

En effet, l'eau participe aux modifications physiologiques de la grossesse, telles que l'augmentation de la masse sanguine totale (40 à 50 %) et la constitution des tissus fœtaux et du liquide amniotique.

Le liquide amniotique, qui entoure le fœtus, est principalement composé d'eau. Son volume varie entre 500 et 1 200 ml et constitue une réserve d'eau de protection pour le fœtus. Le placenta contient environ 500 ml d'eau, ce qui représente 85 % de son poids Il s'agit du principal organe apportant l'eau au fœtus.

Pour toutes ces raisons il est essentiel de couvrir vos besoins en eau tout au long de la journée.

En pratique, consommez en moyenne 2 à 3 litres d'eau par jour, cela vous permettra de lutter contre la constipation fréquente, de réduire le risque d'infection urinaire et de faire face aux pertes dues à la respiration et à la transpiration.

L'INFO HYDRATATION D'Aliss

L'EAU EST LA SEULE BOISSON INDISPENSABLE À VOTRE ORGANISME LES AUTRES BOISSONS COMME LES SODAS, LES JUS DE FRUITS NE SONT PAS RECOMMANDÉES AU REGARD DE LEUR RICHESSE EN SUCRE

L'eau contient des minéraux en quantité variable. Les eaux de sources ou eaux minérales ne sont pas indispensables et l'eau du robinet est tout à fait recommandable. Mais si vous préférez l'eau en bouteille, vous pouvez choisir des eaux riches en minéraux (calcium, magnésium) et faibles en sodium. Par ailleurs, évitez les draineurs et autres diurétiques. Soyez particulièrement attentives à certaines infusions comme la reine des prés, la queue de cerise, le bouleau, l'orthosiphon ou la piloselle par exemple.

Que penser du café ?

De récentes études ont montré des effets négatifs d'une consommation importante de caféine sur la grossesse, comme l'augmentation du risque de petit poids de naissance et celui de fausse couche. De plus, la caféine augmente le rythme cardiaque et influe sur le sommeil si elle est prise tardivement dans la journée.

Au regard de ces éléments, il est vivement conseillé aux femmes qui envisagent une grossesse et aux femmes enceintes de limiter leur consommation de café à 1 à 2 tasses par jour.

BON À SAVOIR : DANS UNE TASSE D'EXPRESSO ON RETROUVE EN MOYENNE 80 MG DE CAFÉINE. LE CAFÉ FILTRE CONTIENT ENTRE 105 ET 165 MG DE CAFÉINE POUR 1 TASSE DE 150 ML.

Et le thé alors on peut ?

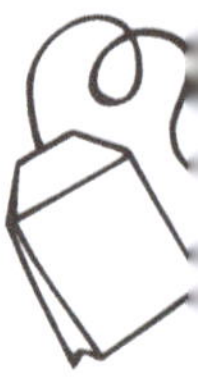

Il faut savoir que la caféine est aussi présente dans le thé mais aussi dans les boissons de type soda. Pour le thé, je recommande entre 3 à 4 tasses de thé vert ou blanc d'origine biologique par jour et de privilégier la consommation de tisane. Je vous conseille d'éviter au maximum la consommation de sodas et de boisson énergisante.

Alcool et grossesse

Aucun alcool ne doit être absorbé pendant la grossesse. En effet, l'alcool passe la barrière placentaire et on ne connaît pas son seuil de dangerosité. Un seul verre pourrait entraîner des répercussions néfastes sur la santé du fœtus comme des microcéphalies, des dysmorphies faciales, des malformations et des retards de croissance intra-utérins.

L'INFO NUTRITION D'Aliss

LE THÉ EN CONTIENT EN MOYENNE DE 32 À 42 MG PAR TASSE ENVIRON. UNE CANETTE DE BOISSON ÉNERGISANTE PEUT CONTENIR JUSQU'À 80 MG DE CAFÉINE.

BON À SAVOIR : SI VOUS PRENEZ UNE SUPPLÉMENTATION EN FER, ÉVITEZ DE LA CONSOMMEZ EN MÊME TEMPS QUE VOTRE THÉ OU VOTRE CAFÉ CAR ILS PEUVENT EN DIMINUER L'ABSORPTION. RESPECTEZ ALORS UN DÉLAI DE 20 MINUTES ENTRE LA PRISE DE VITRE SUPPLÉMENT ET LA CONSOMMATION DE VOTRE THÉ OU CAFÉ.

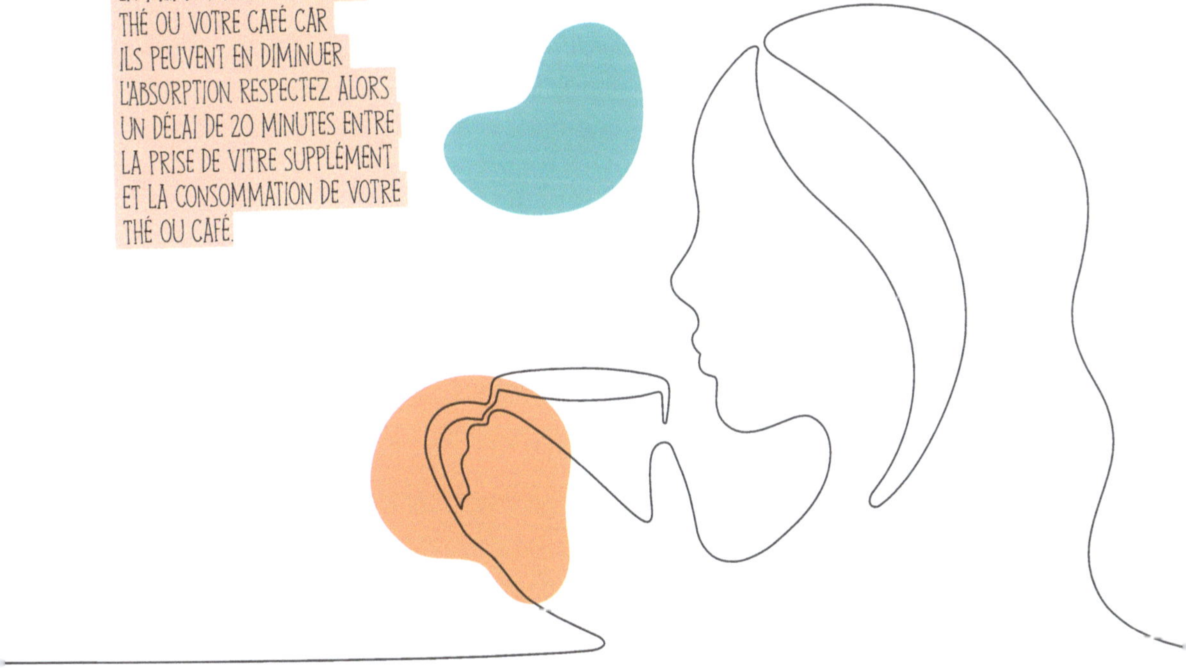

LES MICRONUTRIMENTS ET LA GROSSESSE

Les vitamines

La vitamine B9

Cette vitamine est indispensable dès lors que vous envisagez une grossesse. Votre médecin a d'ailleurs déjà pu vous proposer une complémentation car il est important que cette vitamine soit présente en quantité suffisante dès le premier jour de grossesse.

Cette vitamine existe sous deux formes :

- **Folates**, naturellement présents dans l'alimentation.
- **Acide folique** qui est la forme synthétique ajoutée dans certains aliments enrichis et compléments alimentaires.

Les besoins en vitamine B9 sont particulièrement importants au cours des premières semaines de développement du fœtus. Celle-ci permet de prévenir les risques de fausses couches et de malformations fœtales. Certaines situations (tabagisme important, prise de pilule contraceptive ou pose de stérilet, faible consommation de végétaux, régime amaigrissant, etc.) sont des facteurs pouvant accroître les risques de carence.

Les aliments riches en vitamine B9 (folates)

On la retrouve principalement dans légumes à feuilles d'où le terme de « folates » : épinards, cresson, mâche, salade ou d'autres légumes comme les asperges, les champignons, les tomates, les carottes, les betteraves ou encore les courgettes.

Mais aussi dans les légumineuses comme les lentilles, les haricots secs ou les pois chiches.

Ou encore dans certains fruits comme le melon, la banane, le kiwi, les fruits rouges, les agrumes, les dattes, les figues ou encore les noix et les châtaignes.

Apport quotidien recommandé : 600 µg/J

La vitamine B6

La vitamine B6 intervient comme la vitamine B9 dans les mécanismes de différenciation cellulaire. Les œstrogènes présents durant la grossesse augmentent les besoins en cette vitamine, estimés à 1,8 mg/jour. La vitamine B6 a montré son efficacité dans la réduction des nausées mais aussi dans la prévention des vomissements et du diabète gestationnel, une supplémentation peut donc être nécessaire dans ces situations. N'hésitez pas à vous rapprocher d'un professionnel de santé pour vous accompagner.

Les aliments riches en vitamine B6

Thon cuit, sole, saumon, viande et volaille, pomme de terre, banane, riz complet, lentilles, céréales complètes, quinoa, haricots rouges, graine de sésame et tournesol.

Apport quotidien recommandé : 1,8 mg/J

La choline

La choline est nécessaire au bon fonctionnement de votre foie, de vos muscles, de votre cerveau ainsi qu'à la composition et à la réparation des membranes de vos cellules. Ce nutriment essentiel fait partie des vitamines du groupe B, il doit être ingéré par l'alimentation, tout comme la vitamine D ou l'acide docosahexaénoïque (DHA), car même si elle peut être synthétisée par l'organisme, elle ne l'est pas en quantité suffisante pour répondre aux besoins métaboliques.

L'INFO NUTRITION D'Aliss

LA CHOLINE EST UN NUTRIMENT ESSENTIEL PRINCIPALEMENT PRÉSENT DANS DES ALIMENTS D'ORIGINE ANIMALE. LES RÉGIMES À BASE DE PLANTES COMME LE VÉGANISME PEUVENT ÊTRE PAUVRES EN CHOLINE NATURELLE.

Par ailleurs, cette vitamine est un précurseur d'un neurotransmetteur majeur qui intervient dans le traitement et le stockage des souvenirs : l'acétylcholine. Certaines études montrent que la consommation de choline durant la grossesse a des conséquences positives sur le développement cérébral de votre futur bébé mais aussi sur la diminution du risque de développer des maladies chroniques à l'âge adulte.

Aliments riches en choline

Œufs, bœuf, poulet, crevettes, cabillaud, saumon.

Apport quotidien recommandé : 480 mg

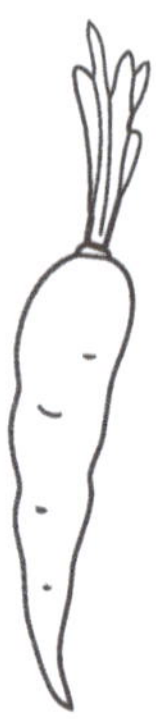

La vitamine A

La vitamine A est une vitamine liposoluble que l'on trouve sous différentes formes :

- le **rétinol** qui est sa forme libre, directement utilisable par le corps que l'on retrouve principalement dans les produits d'origine animale.
- la **provitamine A** issue des caroténoïdes de certains végétaux, transformée dans l'organisme en vitamine A. Le bêta carotène est la provitamine A la plus abondante dans les aliments, il est aussi connu pour être l'un des meilleurs antioxydants.

Cette vitamine est indispensable à la différenciation cellulaire embryonnaire et fœtale. Elle est particulièrement importante au développement de la vision, au même titre que l'ensemble des caroténoïdes, ces pigments qui colorent les végétaux en jaune-orangé. Un déficit pendant la grossesse est associé à un retard de croissance du fœtus, à un accouchement prématuré et un faible poids à la naissance. À l'inverse, un excès de vitamine A est tout aussi délétère, soyez donc vigilante en cas de prise conjointe de plusieurs compléments alimentaires.

Aliments riches en vitamine A

Riches en rétinol : les produits animaux comme la viande, le foie, les poissons gras, les œufs ou encore le beurre.

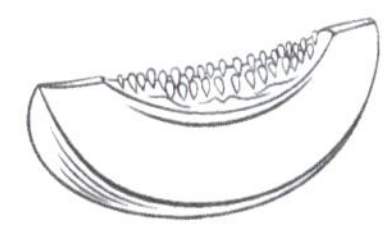

Riches en provitamine A (caroténoïdes, dont le ß-carotène) : tomate, choux, carotte, légume vert, (épinards, brocoli), abricot, potiron, melon.

Soyez rassurées ! Un apport élevé de ß-carotène, issu d'une consommation importante de végétaux, ne conduit pas à une transformation excessive en vitamine A, le surplus est éliminé.

Les apports conseillés de vitamine A totale (rétinol et ß-carotène) en cours de grossesse sont en règle générale tout à fait couverts par une alimentation variée.

Apport quotidien recommandé : 700 ER (équivalent rétinol)

L'INFO NUTRITION D'Aliss

EN RAISON DE LA TENEUR ÉLEVÉE EN VITAMINE A DES FOIES D'ANIMAUX, IL EST RECOMMANDÉ QUE LES FEMMES ENCEINTES ÉVITENT D'EN MANGER ET CE QUELLE QUE SOIT L'ESPÈCE (FOIE DE MORUE, FOIE DE VOLAILLE, FOIE DE BŒUF, ETC.). NE CONSOMMEZ PAS NON PLUS DE COMPLÉMENT CONTENANT DE LA VITAMINE A SOUS FORME DE RÉTINOL.

La vitamine C

La vitamine C est un antioxydant puissant pour protéger l'organisme. Cette vitamine hydrosoluble participe également au développement du système nerveux central et de l'ensemble des tissus créés au cours de la grossesse. Une carence en vitamine C augmente les risques de naissance prématurée et la fréquence des maladies infectieuses. N'hésitez pas à consommer des fruits et légumes frais, en veillant à bien les laver auparavant. La cuisson douce à la vapeur permet également de

L'INFO NUTRITION D'Aliss

LES VÉGÉTAUX DOIVENT ÊTRE CONSOMMÉS LES PLUS FRAIS POSSIBLE ET CRUS POUR BÉNÉFICIER PLEINEMENT DE LEUR RICHESSE EN VITAMINE C. PAR AILLEURS, LA VITAMINE C AMÉLIORE L'ABSORPTION DU FER NON HÉMINIQUE. ALORS N'HÉSITEZ PAS À AJOUTER DES VÉGÉTAUX RICHES EN VITAMINE C À VOTRE PLAT RICHE EN FER, COMME UNE SALADE DE LENTILLES, POIVRONS ET AGRUMES.

préserver les vitamines et minéraux, elle sera donc à privilégier par rapport aux autres types de cuissons si vous souhaitez profiter au maximum de la vitamine C de vos aliments.

Aliments riches en vitamine C

Goyave, cassis, poivron (cru), kiwi, citron, fraise, orange, brocoli (cru), pamplemousse, orange.

Apport quotidien recommandé : 105 mg/J

La vitamine D

La vitamine D est essentielle pour la minéralisation du squelette de votre futur bébé en augmentant votre capacité intestinale d'absorption calcique. De plus, c'est à partir de vos réserves en vitamine D que vont se constituer les réserves de votre futur bébé qui lui permettront de contrôler son métabolisme calcique et sa minéralisation osseuse.

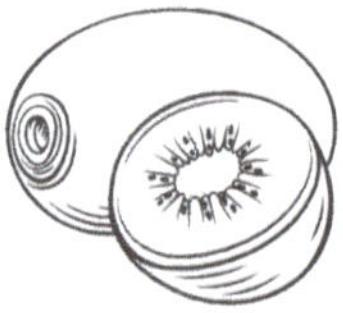

Vos besoins en vitamine D sont d'au moins 15 µg par jour soit 600UI (1 µg = 40 unités internationales (UI)). On estime qu'en France ces besoins sont couverts pour un tiers par l'alimentation courante et pour deux tiers par la production de vitamine D dans l'épiderme sous l'influence du rayonnement solaire. Cependant, une supplémentation est bien souvent nécessaire pour les grossesses hivernales (octobre à avril), pour les femmes habitant dans des régions très peu ensoleillées, en cas de grossesses rapprochées ou encore chez les femmes adoptant un régime végétarien.

Une prise orale unique sous forme d'ampoule peut vous être prescrite par votre médecin au cours du 6e ou 7e mois de grossesse. Des apports quotidiens plus faibles sous forme de goutte pendant toute la grossesse (400 à 2000UI) peuvent aussi être envisagés. Pensez à demander un dosage sanguin à votre médecin.

Aliments riches en vitamine D

Poissons gras (sardines, anchois, maquereau), œufs, produits laitiers entiers.

Il faut garder à l'esprit que l'apport principal de vitamine D se fait à travers l'exposition au soleil et sous l'action du rayonnement UV-B. Cette voie de synthèse dépend de nombreux facteurs comme la latitude du lieu de vie, la saison, l'âge de la personne, sa pigmentation de peau, les vêtements portés ou encore l'utilisation de crème solaire.

Pour une bonne synthèse, vous pouvez pratiquer une activité de minimum 15 minutes en extérieur en fin de matinée ou dans l'après-midi, entre avril et septembre, période où les longueurs d'onde sont suffisantes pour permettre une synthèse.

Apport quotidien recommandé : 15 µg/J

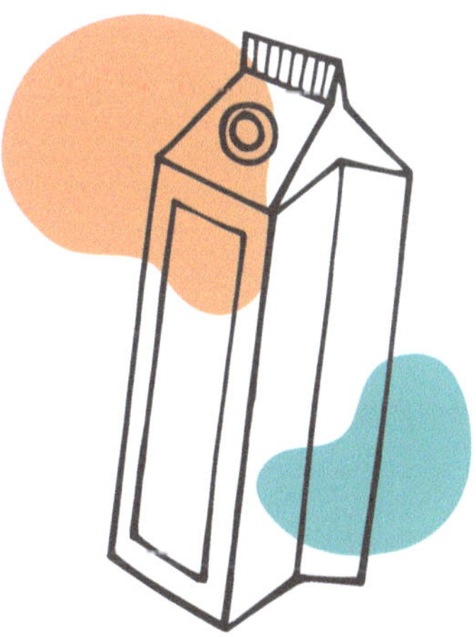

Les minéraux et oligo-éléments

Le magnésium

C'est l'un des minéraux les plus complet, il intervient dans plus de 300 réactions enzymatiques !

Sa principale propriété est son action apaisante qui aide à lutter contre le stress et à calmer l'hyperémotivité et la fatigue nerveuse. Il a par ailleurs une action décontractante sur les muscles, notamment sur le muscle utérin et possède des effets bénéfiques sur la protection cardiovasculaire et la réduction des crampes.

Nous observons de plus en plus de carence en magnésium dans la population, en cause, des sols et des aliments appauvris en ce minéral. Les formes bisglyscinate, citrate et malate, sont les mieux assimilées, associées à de la vitamine B6. N'hésitez pas demander conseil à un professionnel de santé pour envisager de vous supplémenter.

Aliments riches en magnésium

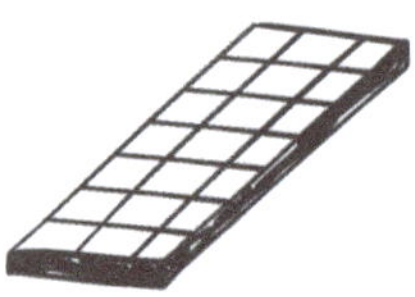

Cacao pur, chocolat noir, eaux minérales, noix du Brésil, amandes, noix de cajou, fruits de mer, flocons d'avoine, sarrasin, lentilles, haricots blancs, pois chiches.

Apport quotidien recommandé : 360 mg/J

Le fer

Il est essentiel au transport et à l'utilisation de l'oxygène.

Les besoins en fer d'une femme enceinte augmentent de 600 mg et représentent en moyenne 16 mg/J.

Cela est dû à l'augmentation du volume sanguin et des globules rouges mais aussi aux besoins accrus du bébé. L'absorption intestinale du fer va *crescendo* pendant la grossesse et peut être

L'INFO NUTRITION D'Aliss

LES ALIMENTS RICHES EN FER HÉMINIQUE, D'ORIGINE ANIMALE PERMETTENT D'APPORTER UN FER MIEUX ASSIMILÉ PAR L'ORGANISME (10 À 30 %) QUE SOUS LA FORME NON HÉMINIQUE (1 À 5 %) RETROUVÉE DANS LES PRODUITS VÉGÉTAUX. LA CONSOMMATION D'UN ALIMENT RICHE EN VITAMINE C FAVORISE L'ASSIMILATION DU FER. DONC SI VOUS VOULEZ MIEUX ASSIMILER LE FER CONTENU DANS UN PLAT DE LENTILLES, ACCOMPAGNEZ-LE DE POIVRONS CRUS RICHES EN VITAMINE C. À L'OPPOSÉ, LES ALIMENTS RICHES EN TANNINS COMME LE THÉ OU LE CAFÉ LIMITENT L'ABSORPTION DU FER. VEILLEZ AUSSI À CONSOMMER VOTRE THÉ OU CAFÉ À DISTANCE D'UN REPAS RICHE EN FER OU DE LA PRISE DE VOTRE SUPPLÉMENTATION

multipliée par 6 par rapport à une période classique. Ils passent d'environ 1 mg / jour au premier trimestre à 8 mg / jour au troisième trimestre. Des signes comme la fatigue, des infections à répétition ou une perte importante de cheveux peuvent être des signes de manque de fer.

Une supplémentation peut être envisagée si le taux de ferritine est bas ou en cas de carence martiale objectivée par un bilan sanguin.

Aliments riches en fer héminique

Boudin noir, huîtres, canard, viande rouge, poulet, poisson.

Aliments riches en fer non héminique

Algues, soja, lentilles, haricots blanc, quinoa, épinards.

Apport quotidien recommandé : 16 mg/J

L'iode

Cet oligo- élément est essentiel à la synthèse des hormones thyroïdiennes qui jouent un rôle important dans les processus de croissance et de maturation des cellules, de maintien de la température corporelle, de régulation des dépenses énergétiques et de synthèse des protéines.

L'iode est fondamental dans le développement cérébral du fœtus au cours des premiers mois de la grossesse (20e à 22e semaine d'aménorrhée) car il dépend exclusivement des hormones thyroïdiennes maternelles. Ce n'est que par la suite que votre bébé fabriquera ses propres hormones thyroïdiennes mais il aura encore besoins des vôtres pour le bon fonctionnement de sa thyroïde.

Si l'apport en iode diminue, cela peut modifier le fonctionnement thyroïdien maternel et avoir des répercussions sur le développement cérébral du fœtus.

De plus, l'absorption d'iode peut être entravée par la consommation d'isoflavones œstrogéniques et par certains polluants, comme le perchlorate, les nitrates et le thiocyanate.

Certains facteurs augmentent le risque de déficit en iode comme le tabagisme, les régimes restrictifs ou régimes alimentaires particuliers (végétarisme, végétalisme), les nausées ou vomissements limitant les apports alimentaires, les grossesses rapprochées ou encore les femmes habitant dans une zone carencée.

Le dosage de l'iodurie (taux d'iode dans les urines sur 24 h) par votre médecin peut vous être conseillé.

Aliments riches en iode

Poissons marins, mollusques et crustacés, algues, laitages, œufs, sel enrichi en iode, riz brun, pain complet, lentilles, fèves, pois cassés, noix, noisettes.

Apport quotidien recommandé : 200 µg/J

Le calcium

Le squelette de votre futur enfant contiendra environ 30 g de calcium, les trois quarts de ce contenu minéral sont déposés pendant le dernier trimestre de grossesse. Il en résulte une augmentation de vos besoins en calcium et en phosphore, surtout à partir du 6e mois. Ces besoins accrus durant la grossesse (en moyenne 950 mg/J) sont généralement couverts par une adaptation physiologique de votre métabolisme calcique, qui conduit à une capacité accrue de l'intestin à absorber le calcium dès les premiers jours de grossesse et à une augmentation de la résorption osseuse pendant le dernier trimestre de grossesse.

Il faut cependant garder à l'esprit que cette adaptation n'est possible qu'en présence de réserves suffisantes de vitamine D.

L'équilibre du statut acido-basique est un élément important dont il faut tenir compte pour optimiser ses apports calciques à savoir : consommer peu de sel, beaucoup de fruits et légumes, pas de soda, peu de café et pas d'excès de protéines animales.

Aliments riches en calcium

Produits laitiers : yaourt, fromage, lait.

Mais aussi algues, sésame, tofu, amandes, cresson, choux, noisettes, figues et oignons séchés, haricots blancs, épinards, fenouil, sardines et harengs avec arêtes (en conserve), saumon, crevettes, moules.

Vous avez donc pu remarquer que les produits laitiers sont loin d'être les seules sources de calcium !

Certaines eaux minérales peuvent aussi être des sources de calcium (> 150 mg/l).

Apport quotidien recommandé : 1 000 mg/J

L'INFO NUTRITION D'Aliss

SON TAUX DOIT DONC ÊTRE PARTICULIÈREMENT SURVEILLÉ SI VOUS ÊTES VÉGÉTARIENNE OU VÉGAN OU SI VOUS CONSOMMEZ PEU DE PRODUITS ANIMAUX ET MARINS.

Le zinc

Il joue un rôle essentiel dans le développement du système nerveux de l'embryon en participant à la fermeture du tube neural. Une carence en zinc peut entraîner de multiples complications comme un risque de fausse couche, un retard de croissance, un défaut de fermeture du tube neural ou encore un risque de prématurité. Le zinc est particulièrement important durant votre premier trimestre de grossesse au moment de la formation des organes de votre futur bébé.

Aliments riches en zinc

Mollusques et crustacés, viande rouge, grains entiers, légumineuses.

Apport quotidien recommandé : 10,9 mg/J (pour une consommation de 600 mg/J de phytates)

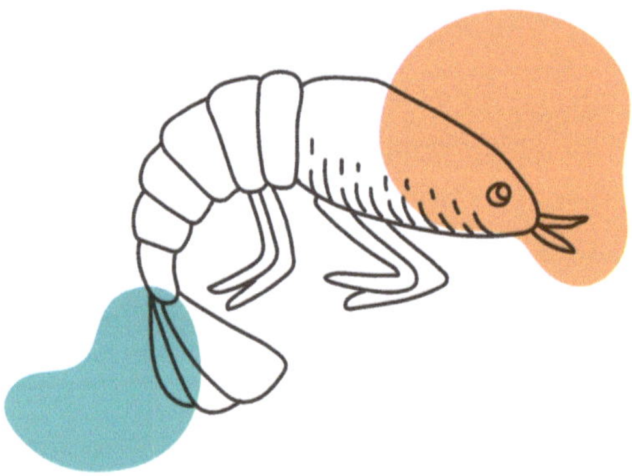

SUPPLÉMENTS ET GROSSESSE

L'ANSES recommande aux femmes enceintes de « *ne pas consommer de compléments alimentaires sans l'avis d'un professionnel de santé et de signaler à leur médecin, pharmacien ou sage-femme la prise de tout produit (médicament ou complément alimentaire), qu'il soit délivré sur prescription ou pris en automédication* ».

Par ailleurs, l'Agence souligne l'importance de ne pas cumuler les sources de vitamines et minéraux sans suivi biologique régulier.

Si les suppléments de grossesse sont bien souvent nécessaires, je vous conseille vivement de vous rapprocher d'un professionnel de santé qualifié pour vous conseiller sur le choix des formes ainsi que de la posologie.

Que penser des probiotiques ?

Les probiotiques sont des micro-organismes vivants qui, s'ils sont administrés dans des quantités adaptées, confèrent un bénéfice à la santé de celle qui le consomme.

Les études analysant les effets des probiotiques sous forme de compléments alimentaire sont de plus en plus nombreuses et permettent de leur attribuer les propriétés suivantes :

- Amélioration des fonctions de la barrière intestinale
- Effets barrière contre les agents pathogènes
- Modulation positive de l'immunité
- Amélioration des troubles digestifs fonctionnels (troubles du transit comme diarrhée ou constipation)
- Régulation de la production de neuromédiateurs intestinaux
- Amélioration de la digestion du sucre du lait (lactose)
- Réduction de l'assimilation du cholestérol

Les probiotiques sont des bactéries (*bifidobactéries, lactobacilles*) mais aussi des levures (*saccharomycètes*) qui peuvent être naturellement présents dans les aliments fermentés comme le yaourt, le kéfir, la choucroute ou absorbés sous forme de compléments alimentaires.

Leur consommation peut contribuer à améliorer la composition de votre flore ou microbiote intestinal impliqué dans votre santé digestive, immunitaire mais aussi dans celle de votre futur enfant.

En effet, le microbiote intestinal de votre futur bébé se construit tout au long de son développement intra utérin puis dès la naissance, au moment du contact avec l'utérus lors d'un accouchement par voie basse ou directement avec l'environnement lors d'un accouchement par césarienne. Ainsi, la composition de la flore intestinale de votre futur enfant dépend en grande partie de votre propre microbiote, du mode d'accouchement et de la présence d'un allaitement ou non. De nombreuses études ont mis en avant les bénéfices d'une supplémentation en probiotiques en fin de grossesse et durant l'allaitement sur l'immunité, les troubles digestifs tels que les coliques et le risque d'allergie de votre futur bébé. Ces études montrent que les bébés ayant été exposés aux probiotiques dans le ventre de leur mère avaient des risques d'allergie et de dermatite atopique diminués.

Outre les bénéfices sur l'immunité et le risque d'allergie, des chercheurs norvégiens ont mis en évidence que les probiotiques consommés au cours du dernier trimestre de grossesse pourraient réduire les risques de prééclampsie et de naissance prématurée.

Par ailleurs, le maintien d'un microbiote intestinal sain et équilibré au cours de la grossesse, y compris par la prise de probiotiques, influence de manière positive la composition du lait.

Ainsi, pour enrichir votre microbiote durant votre grossesse, vous pouvez consommer des probiotiques sous forme de compléments alimentaires ou enrichir votre assiette avec des aliments fermentés comme la choucroute, les légumes lacto fermentés, les pickles de légumes ou encore consommer des boissons de type kombucha ou kéfir.

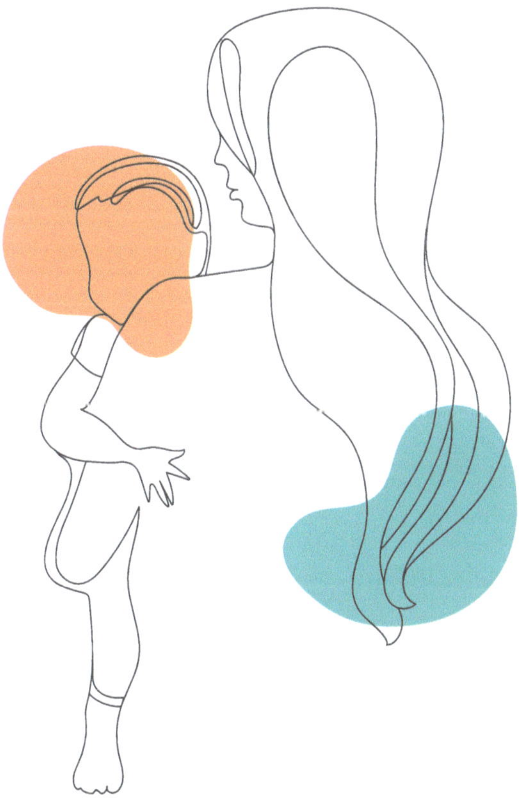

◦◦◦ RECETTE DE KÉFIR DE FRUITS MAISON ◦◦◦

Ingrédients

● 60 g de grains de kéfir ● 60 g de sucre d'origine biologique ● 3 figues sèches d'origine biologique ● 3 rondelles de citron d'origine biologique ● 1,5 L d'eau du robinet

Préparation

Le 1er jour. Dans un grand bocal versez l'eau et le sucre et mélangez jusqu'à dissolution complète.

- Ajoutez ensuite les grains de kéfir ainsi que les figues sèches et les 3 rondelles de citron.
- Recouvrez ensuite le bocal à l'aide d'un torchon propre et le maintenir avec un élastique.
- Laissez fermenter à température ambiante durant 24 à 36 heures.

Lorsque les figues remontent à la surface, retirez les fruits et récupérez les grains de kéfir à l'aide d'une passoire.

- Versez ensuite la boisson dans une bouteille en verre et fermez-la hermétiquement.
- Laissez fermenter à nouveau à température ambiante. La durée de cette seconde fermentation est la même que pour la première (entre 24 à 36h) puis conservez au réfrigérateur.
- Veillez à ouvrir la bouteille délicatement pour ne pas risquer une douche de kéfir.

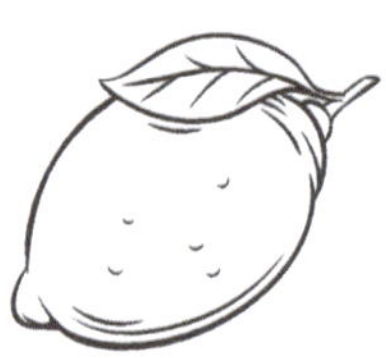

L'INFO NUTRITION D'Aliss

LES GRAINS DE KÉFIR SE CONSERVENT AU RÉFRIGÉRATEUR, DANS DE L'EAU SUCRÉE ET SONT RÉUTILISABLES.

CONCLUSION

La grossesse est un moment idéal pour prendre soin de vous et de ce futur bébé qui grandit en vous. On sait aujourd'hui à quel point les 1000 premiers jours d'un bébé sont importants car ils vont influencer son avenir et sa santé tout au long de sa vie.

À travers vos habitudes et vos choix alimentaires vous avez donc un rôle essentiel à jouer. Vous avez le pouvoir de lui donner le meilleur en mangeant mieux, en pratiquant une activité physique régulière et adaptée, en veillant à ne pas vous exposer à des toxiques comme le tabac ou encore l'alcool.

J'espère que ce livre vous aidera dans le changement de vos habitudes alimentaires et vous permettra de comprendre à quel point tout cela est essentiel à votre santé et celle de votre futur bébé.

Je vous souhaite de profiter de ces 9 mois exceptionnels et de profiter de chaque instant avec votre futur enfant. Le temps est si précieux...

RÉFÉRENCES BIBLIOGRAPHIQUES

Anderson AS. Constipation during pregnancy : incidence and methods used in its treatment in a group of Cambridgeshire women. Health Visitor 1984 ; 57:363-64.

Ahmad Fuzi, Salma F., et al. "A 1-h Time Interval between a Meal Containing Iron and Consumption of Tea Attenuates the Inhibitory Effects on Iron Absorption : A Controlled Trial in a Cohort of Healthy UK Women Using a Stable Iron Isotope†‡§1." *The American Journal of Clinical Nutrition*, vol. 106, no. 6, Dec. 2017, pp. 1413–21

ANSES : « Compléments alimentaires destinés aux femmes enceintes ». Publié en décembre 2017. Disponible sur https://www.anses.fr/fr/content/compl%C3%A9ments-alimentaires-destin%C3%A9s-aux-femmes-enceintes

ANSES : « Évaluation des bénéfices et des risques nutritionnels des édulcorants intenses ». Publié en janvier 2015. Disponible sur https://www.anses.fr/fr/system/files/NUT2011sa0161Ra.pdf

ANSES : « Iode : pourquoi et comment en consommer ». Publié le 27/10/2022. Disponible sur

https://www.anses.fr/fr/content/iode-pourquoi-et-comment-en-consommer

ANSES « Les édulcorants intenses ». Publié le 10/12/2013. Disponible sur

Les édulcorants intenses | Anses – Agence nationale de sécurité sanitaire de l'alimentation, de l'environnement et du travail

ANSES : « Manger du poisson ; pourquoi ? comment ? ». Publié le 30/06/2022. Disponible sur https://www.anses.fr/fr/content/manger-du-poisson-pourquoi-comment

Arts, Ilja CW, and Peter CH Hollman. "Polyphenols and Disease Risk in Epidemiologic Studies2, 3." *The American Journal of Clinical Nutrition*, vol. 81, no. 1, Jan. 2005, pp. 317S-325S, https://doi.org/10.1093/ajcn/81.1.317S.

Baldassarre, Maria Elisabetta, et al. "Administration of a Multi-Strain Probiotic Product to Women in the Perinatal Period Differentially Affects the Breast Milk

Cytokine Profile and May Have Beneficial Effects on Neonatal Gastrointestinal Functional Symptoms. A Randomized Clinical Trial." *Nutrients*, vol. 8, no. 11, Nov. 2016, p. 677, https://doi.org/10.3390/nu8110677.

Bodnar, Lisa M., et al. "Maternal Vitamin D Status and the Risk of Mild and Severe Preeclampsia." *Epidemiology*, vol. 25, no. 2, Mar. 2014, p. 207, https://doi.org/10.1097/EDE.0000000000000039.

Chen, Ling-Wei, et al. "Maternal Caffeine Intake during Pregnancy and Risk of Pregnancy Loss : A Categorical and Dose–Response Meta-Analysis of Prospective Studies." *Public Health Nutrition*, vol. 19, no. 7, May 2016, pp. 1233–44, https://doi.org/10.1017/S1368980015002463.

Collectif la nutrition : « la vitamine A ». MIs à jour le 21/11/2017. Disponible sur

https://www.lanutrition.fr/bien-dans-son-assiette/les-nutriments/s/vitamine-a

Combs GF, McClung JP. Chapter 18 – Vitamin B12. In : The Vitamins – 5th Edition. Fundamental aspects in nutrition and health. Academic Press ; 2017:431-452. Accessed August 20, 2020. https://elsevier.com/books/the-vitamins/combs-jr/978-0-12-802965-7

Cranston D, McWhinnie D, Collin J. Dietary fibre and gastrointestinal disease. Br J Surg. 1988 ; 75:508-12

Cullen G, O'Donoghue D. Constipation and pregnancy. Best Pract Res Clin Gastroenterol. 2007 ; 21(5):807-18.

Dalfra', Maria Grazia, et al. "Weight Gain during Pregnancy : A Narrative Review on the Recent Evidences." *Diabetes Research and Clinical Practice*, vol. 188, June 2022, p. 109913, https://doi.org/10.1016/j.diabres.2022.109913.

Debras, Charlotte, et al. "Artificial Sweeteners and Cancer Risk : Results from the NutriNet-Santé Population-Based Cohort Study." *PLOS Medicine*, vol. 19, no. 3, Mar. 2022, p. e1003950, https://doi.org/10.1371/journal.pmed.1003950.

Dempsey, Jennifer C., et al. "No Need for a Pregnant Pause : Physical Activity May Reduce the Occurrence of Gestational Diabetes Mellitus and Preeclampsia." *Exercise and Sport Sciences Reviews*, vol. 33, no. 3, July 2005, pp. 141–49, https://doi.org/10.1097/00003677-200507000-00007.

Deruelle P, Sentilhes L, Ghesquière L, Desbrière R, Ducarme G, Attali A and all. Consensus formalisé d'experts du Collège national des gynécologues et obstétriciens français : prise en charge des nausées et vomissements gravidique et de l'hyperémèse gravidique. Gynécologie Obstétrique Fertilité et Sénologie 50 (2022) :700-711

Desdoits-Lethimonier, C., et al. "Human Testis Steroidogenesis Is Inhibited by Phthalates." *Human Reproduction*, vol. 27, no. 5, May 2012, pp. 1451–59, https://doi.org/10.1093/humrep/des069.

Elazab, Nancy, et al. "Probiotic Administration in Early Life, Atopy, and Asthma : A Meta-Analysis of Clinical Trials." *Pediatrics*, vol. 132, no. 3, Sept. 2013, pp. e666–76, https://doi.org/10.1542/peds.2013-0246.

Factor-Litvak, Pam, et al. "Persistent Associations between Maternal Prenatal Exposure to Phthalates on Child IQ at Age 7 Years." *PLOS ONE*, vol. 9, no. 12, déc 2014, p. e114003, https://doi.org/10.1371/journal.pone.0114003.

Frankenfeld, Cara L., et al. "High-Intensity Sweetener Consumption and Gut Microbiome Content and Predicted Gene Function in a Cross-Sectional Study of Adults in the United States." *Annals of Epidemiology*, vol. 25, no. 10, Oct. 2015, pp. 736-742.e4, https://doi.org/10.1016/j.annepidem.2015.06.083.

Ferguson, Kelly K., et al. "Environmental Phthalate Exposure and Preterm Birth." *JAMA Pediatrics*, vol. 168, no. 1, Jan. 2014, pp. 61–67, https://doi.org/10.1001/jamapediatrics.2013.3699.

George Kerry, Rout, et al. "Benefaction of Probiotics for Human Health : A Review." *Journal of Food and Drug Analysis*, vol. 26, no. 3, July 2018, pp. 927–39, https://doi.org/10.1016/j.jfda.2018.01.002.

Gleason, Jessica L., et al. "Association of Maternal Caffeine Consumption During Pregnancy With Child Growth." *JAMA Network Open*, vol. 5, no. 10, Oct. 2022, p. e2239609, https://doi.org/10.1001/jamanetworkopen.2022.39609.

Guo, Ying, et al. "Phthalate Metabolites in Urine from China, and Implications for Human Exposures." *Environment International*, vol. 37, no. 5, July 2011, pp. 893–98, https://doi.org/10.1016/j.envint.2011.03.005.

Graf, Brigitte A., et al. "Flavonols, Flavones, Flavanones, and Human Health : Epidemiological Evidence." *Journal of Medicinal Food*, vol. 8, no. 3, Sept. 2005, pp. 281–90, https://doi.org/10.1089/jmf.2005.8.281.

Haugen, Margaretha, et al. "Vitamin D Supplementation and Reduced Risk of Preeclampsia in Nulliparous Women." *Epidemiology*, vol. 20, no. 5, Sept. 2009, p. 720, https://doi.org/10.1097/EDE.0b013e3181a70f08.

Haute Autorité de Santé : « Surveillance sérologique et prévention de la toxoplasmose et de la rubéole au cours de la grossesse » Synthèse octobre 2009. Disponible sur Dépistages prénatals obligatoires _ Synthèse_VF (has-sante.fr)

Heras-Sola, J., and J. L. Gallo-Vallejo. "Importancia de La Colina Durante El Embarazo y Lactancia. Una Revisión Sistemática." *Medicina de Familia. SEMERGEN*, vol. 50, no. 1, Jan. 2024, p. 102089, https://doi.org/10.1016/j.semerg.2023.102089.

Hofmeyr, G. Justus, et al. "Calcium Supplementation during Pregnancy for Preventing Hypertensive Disorders and Related Problems." *Cochrane Database of Systematic Reviews*, no. 10, 2018, https://doi.org/10.1002/14651858.CD001059.pub5.

Hurrell, Richard F., et al. "Inhibition of Non-Haem Iron Absorption in Man by Polyphenolic-Containing Beverages." *British Journal of Nutrition*, vol. 81, no. 4, Apr. 1999, pp. 289–95, https://doi.org/10.1017/S0007114599000537.

James, Jack E. "Maternal Caffeine Consumption and Pregnancy Outcomes : A Narrative Review with Implications for Advice to Mothers and Mothers-to-Be." *BMJ Evidence-Based Medicine*, vol. 26, no. 3, June 2021, pp. 114–15, https://doi.org/10.1136/bmjebm-2020-111432.

Jewell, David, and Gavin Young. "Interventions for Nausea and Vomiting in Early Pregnancy." *Cochrane Database of Systematic Reviews*, no. 4, 2003, https://doi.org/10.1002/14651858.CD000145.

Knox, Bethany, et al. "A Network Analysis of Nutritional Markers and Maternal Perinatal Mental Health in the French EDEN Cohort." *BMC Pregnancy and Childbirth*, vol. 23, no. 1, Aug. 2023, p. 603, https://doi.org/10.1186/s12884-023-05914-w.

Larsen, Ashley E., et al. "Agricultural Pesticide Use and Adverse Birth Outcomes in the San Joaquin Valley of California." *Nature Communications*, vol. 8, Aug. 2017, p. 302, https://doi.org/10.1038/s41467-017-00349-2.

Lecorguillé, Marion, and Johanna Lepeule. "Expositions Environnementales Pendant La Grossesse et Épigénétique Chez l'enfant." *Sages-Femmes*, vol. 21, no. 3, May 2022, pp. 49–54, https://doi.org/10.1016/j.sagf.2022.03.011.

Logan, Alan C. "Omega-3 Fatty Acids and Major Depression : A Primer for the Mental Health Professional." *Lipids in Health and Disease*, vol. 3, no. 1, Nov. 2004, p. 25, https://doi.org/10.1186/1476-511X-3-25.

Manach, Claudine, et al. "Bioavailability and Bioefficacy of Polyphenols in Humans. I. Review of 97 Bioavailability Studies2." *The American Journal of Clinical Nutrition*, vol. 81, no. 1, Jan. 2005, pp. 230S-242S, https://doi.org/10.1093/ajcn/81.1.230S.

Mastromarino, Paola, et al. "Administration of a Multistrain Probiotic Product (VSL#3) to Women in the Perinatal Period Differentially Affects Breast Milk Beneficial Microbiota in Relation to Mode of Delivery." *Pharmacological Research*, vol. 95–96, May 2015, pp. 63–70, https://doi.org/10.1016/j.phrs.2015.03.013.

Medina-Remón, A., et al. "Total Polyphenol Excretion and Blood Pressure in Subjects at High Cardiovascular Risk." *Nutrition, Metabolism and Cardiovascular Diseases*, vol. 21, no. 5, May 2011, pp. 323–31, https://doi.org/10.1016/j.numecd.2009.10.019.

Naître et grandir. Les nausées et les vomissements durant la grossesse. Site internet : naitre et grandir. Montréal (Canada) ; 2021 [consulté le 7 février 2023]

National Library of medecine. Hyperemesis gravidarum. Site internet : Medline. Bethesda (USA) ; 2021 [consulté le 7 février 2023]

Obeid, Rima, et al. "Association between Maternal Choline, Fetal Brain Development, and Child Neurocognition : Systematic Review and Meta-Analysis of Human Studies." *Advances in Nutrition*, vol. 13, no. 6, Nov. 2022, pp. 2445–57, https://doi.org/10.1093/advances/nmac082.

Othman, A., et al. "Epicatechin Content and Antioxidant Capacity of Cocoa Beans from Four Different Countries." *African Journal of Biotechnology*, vol. 9, no. 7, 2010, pp. 1052–59, https://doi.org/10.4314/ajb.v9i7.

Ozgoli G, Goli M, Simbar M. "Effects of Ginger Capsules on Pregnancy, Nausea, and Vomiting". J Altern Complement Med. Published Online Ahead of Print. 2009 Feb 28.

Pereira MA, Gillman MW.« Maternal Consumption of Artificially Sweetened Beverages and Infant Weight Gain : Causal or Casual ? ». JAMA Pediatr. 2016 May 9. doi : 10.1001/jamapediatrics.2016.0555. PMID : 27159555.

Robillard, Pierre-Yves, et al. "Relationship between Pre-Pregnancy Maternal BMI and Optimal Weight Gain in Singleton Pregnancies." *Heliyon*, vol. 4, no. 5, May 2018, https://doi.org/10.1016/j.heliyon.2018.e00615.

Poole, Robin, et al. "Coffee Consumption and Health : Umbrella Review of Meta-Analyses of Multiple Health Outcomes." *BMJ*, vol. 359, Nov. 2017, p. j5024, https://doi.org/10.1136/bmj.j5024.

Ray, J. G., and H. J. Blom. "Vitamin B12 Insufficiency and the Risk of Fetal Neural Tube Defects." *QJM : An International Journal of Medicine*, vol. 96, no. 4, Apr. 2003, pp. 289–95, https://doi.org/10.1093/qjmed/hcg043.

Rudel, Ruthann A., et al. "Food Packaging and Bisphenol A and Bis(2-Ethyhexyl) Phthalate Exposure : Findings from a Dietary Intervention." *Environmental Health Perspectives*, vol. 119, no. 7, July 2011, pp. 914–20, https://doi.org/10.1289/ehp.1003170.

Rodriguez-Palacios, Alexander, et al. "The Artificial Sweetener Splenda Promotes Gut Proteobacteria, Dysbiosis, and Myeloperoxidase Reactivity in Crohn's Disease–Like Ileitis." *Inflammatory Bowel Diseases*, vol. 24, no. 5, Apr. 2018, pp. 1005–20, https://doi.org/10.1093/ibd/izy060.

Saisine n° 2003-SA-0245, Rapport Toxoplasmose : état des connaissances et évaluation du risque lié à l'alimentation, 2005. Disponible sur https://www.anses.fr/fr/content/toxoplasmose-%C3%A9tat-des-connaissances-et-%C3%A9valuation-du-risque-li%C3%A9-%C3%A0-l%E2%80%99alimentation-rapport-d-2

Saisine n° 2003-SA-0362. Avis de l'Afssa du 9 mars 2005 sur la classification des aliments au regard du risque représenté par Listeria monocytogenes et les protocoles de tests de croissance. Saisine n° 1999-SA-0037. Rapport de la commission d'étude des risques liés à Listeria monocytogenes, 2000. Disponible sur https://www.anses.fr/fr/system/files/MIC2007sa0174.pdf

Suez, Jotham, et al. "Artificial Sweeteners Induce Glucose Intolerance by Altering the Gut Microbiota." *Nature*, vol. 514, no. 7521, Oct. 2014, pp. 181–86, https://doi.org/10.1038/nature13793.

Trottier M, Erebara A, Bozzo P. Treating constipation during pregnancy. Can Fam Physician 2012 ; 58(8):836-8

Van Dam, Rob M., et al. "Coffee, Caffeine, and Health." *New England Journal of Medicine*, vol. 383, no. 4, July 2020, pp. 369–78, https://doi.org/10.1056/NEJMra1816604.

Vutyavanich, Teraporn, et al. "Pyridoxine for Nausea and Vomiting of Pregnancy : A Randomized, Double-Blind, Placebo-Controlled Trial." *American Journal of Obstetrics & Gynecology*, vol. 173, no. 3, Sept. 1995, pp. 881–84, https://doi.org/10.1016/0002-9378(95)90359-3.

Wattar, Bassel H. Al, et al. "Mediterranean-Style Diet in Pregnant Women with Metabolic Risk Factors (ESTEEM) : A Pragmatic Multicentre Randomised

Trial." *PLOS Medicine*, vol. 16, no. 7, juil 2019, p. e1002857, https://doi.org/10.1371/journal.pmed.1002857.

Weight Gain During Pregnancy : Reexamining the Guidelines. National Academies Press, 2009, https://doi.org/10.17226/12584.

Wijayasinghe S, Bentvelzen A, Guenot C, Murtezi J. Revue médicale suisse. Nausées et vomissements chez la femme enceinte. REVMED.2018.14(614) :1397

Zhu, Yeyi, et al. "Maternal Consumption of Artificially Sweetened Beverages during Pregnancy, and Offspring Growth through 7 Years of Age : A Prospective Cohort Study." *International Journal of Epidemiology*, vol. 46, no. 5, Oct. 2017, pp. 1499–508, https://doi.org/10.1093/ije/dyx095.

Éditions Les Sportives (AB Éditions)

2C chemin de Palente - 25000 Besançon

N° SIRET : 92268665400018

Coordination et relecture : Aurélie Bresson et Jolan Louis

Conception graphique et mise en pages : Nord Compo (59)

Achevé d'imprimer en France en janvier 2024
par le groupe Estimprim (93)

Dépôt légal : janvier 2024

ISBN : 978-2-9586585-1-9 – EAN : 9782958658519

Prix : 19,95€

Édition n°1